听医生说

慢性疼痛

刘刚
冯泽国 主编

人民卫生出版社
·北 京·

图书在版编目（CIP）数据

听医生说慢性疼痛 / 刘刚，冯泽国主编. —— 北京：
人民卫生出版社，2025. 5. —— ISBN 978-7-117-37944-1

I. R441. 1-49

中国国家版本馆 CIP 数据核字第 2025AN2789 号

听医生说慢性疼痛
Ting Yisheng Shuo Manxing Tengtong

主　　编　刘　刚　冯泽国
出版发行　人民卫生出版社（中继线 010-59780011）
地　　址　北京市朝阳区潘家园南里 19 号
邮　　编　100021
E - mail　pmph @ pmph.com
购书热线　010-59787592　010-59787584　010-65264830
印　　刷　北京瑞禾彩色印刷有限公司
经　　销　新华书店
开　　本　710×1000　1/16　　印张：8
字　　数　108 千字
版　　次　2025 年 5 月第 1 版
印　　次　2025 年 6 月第 1 次印刷
标准书号　ISBN 978-7-117-37944-1
定　　价　32.00 元

打击盗版举报电话　010-59787491　　E- mail　WQ @ pmph.com
质量问题联系电话　010-59787234　　E- mail　zhiliang @ pmph.com
数字融合服务电话　4001118166　　　E- mail　zengzhi @ pmph.com

编委名单

主 编

刘　刚　　中国人民解放军总医院第七医学中心

冯泽国　　中国人民解放军总医院第一医学中心

副主编

金　毅　　中国人民解放军东部战区总医院

岳剑宁　　首都医科大学宣武医院

任大江　　中国人民解放军总医院第四医学中心

编 委（按姓氏笔画排序）

王　飞　　中国人民解放军总医院第七医学中心

王　莉　　西安禾普安仁医院

李　扬　　中国人民解放军总医院第一医学中心

杨白雪　　中国人民解放军总医院第七医学中心

林惜玉　　中国人民解放军总医院第七医学中心

征华勇　　中国人民解放军总医院第七医学中心

顾正峰　　无锡市人民医院

党靖东　　北京禾普诊所

郭凯凯　　中国人民解放军总医院第一医学中心

曾永芬　　中国人民解放军东部战区总医院

蔡咸斌　　江西省赣州市人民医院

序

　　疼痛作为影响患者生活质量的关键主观感受，始终是医学领域备受关注的话题。人的一生中，几乎无人能完全避开疼痛的侵扰。儿时的生长痛、女性青春期的痛经、老年人的腰腿痛，疼痛如影随形，影响着人们生活的方方面面。研究显示，我国慢性疼痛患者已超过 3 亿人，并且以每年 1 000 万至 2 000 万的速度递增，患者群体呈现低龄化趋势。然而，当前慢性疼痛诊疗仍面临"三低"困境：公众认知度低、主动就诊率低、完全缓解率低。

　　作为新兴医学专科，疼痛医学的发展历程相对短暂。1976 年国际疼痛学会的成立，标志着该学科正式进入大众视野；我国于 1989 年成立国际疼痛学会中国分会，1992 年组建中华医学会疼痛学分会。与此同时，中日友好医院、中国人民解放军总医院、首都医科大学宣武医院等机构率先建立疼痛门诊及疼痛科，系统性构建起慢性疼痛诊疗体系，有力推动了我国疼痛医学的学科建设。

　　世界卫生组织（World Health Organization，WHO）明确指出，急性疼痛为症状表现，慢性疼痛则属于独立疾病，并将其列为继体温、脉搏、呼吸、血压之后的第五大生命体征。2018 年，WHO 在《国际疾病分类》第十一版修订中，正式将慢性疼痛首次作为独立的疾病列入分类目录。然而，公众对慢性疼痛的认知不足，多数患者往往在疼痛难忍时才选择就医，且常因缺乏专科诊疗意识而错失最佳治疗时机，导致病情复杂化、治疗难度增加。

为此，加强疼痛科普教育迫在眉睫。疼痛医学从业者需积极倡导"慢性疼痛是疾病需规范治疗""早诊早治是关键""疼痛专科精准施治"的科学理念。2024 年，由国内疼痛领域权威专家主编、人民卫生出版社出版的《相约健康百科丛书——疼痛康复怎么办》，为公众提供了系统性的疼痛管理指南。2025 年，中国人民解放军总医院、中国人民解放军东部战区总医院及首都医科大学宣武医院疼痛科专家再度携手，共同撰写了这本通俗易懂的科普书，希望能普及疼痛医学知识，推动慢性疼痛的早期预防、精准诊断与规范治疗，助力构建一体化健康管理体系。

衷心希望此书的出版，能够让更多的人了解疼痛，关注疼痛，助力疼痛患者康复，为健康中国建设做出力所能及的贡献。

中华医学会疼痛学分会候任主任委员
中国医师协会疼痛科医师分会会长
国家疼痛专业医疗质量控制中心主任
中日友好医院疼痛科主任

樊碧发

2025 年 3 月

前言

儿时起，从军梦便深植我心，这亦是我毕业时毅然投笔从戎的初心。而我最终走上疼痛医生之路，源于一段刻骨铭心的疼痛经历。初中某日清晨，我突遭左侧腰腿剧痛侵袭，几乎无法下床，随后开启了长达月余的休学求医之旅。母亲带我辗转当地各大医院专科，却始终未能查明病因。各项检查均显示无骨折、肿瘤或风湿病等问题，药物疗效亦不佳。那段日子，我深陷痛苦与迷茫。直至一日，经人引荐，我们前往一家小医院的疼痛门诊。接诊的是位退休麻醉科医生，他抽取混合针剂注射至我腰骶部，仅十余分钟，疼痛便奇迹般大幅缓解，令我惊诧不已。虽然后面经历了多个疗程的反反复复，但这次经历为我点燃了康复的希望。自此，"麻醉"与"疼痛"就深深印到了我的脑海里，直到有一天，我也终于成为了一名麻醉科医生，再转型成为了一名疼痛科医生。

每一次面对疼痛患者，当他们一遍又一遍诉说疼痛对生活的困扰，有时甚至陪伴的家属都觉得不耐烦时，我都可以耐心的听他们讲完。因为，我也曾经被疼痛所困，我太知道他们在说什么。从医多年，被问得最多的问题就是"疼痛还是病呀？""疼痛不就是症状吗？"甚至很多医生也会不解地问："原来还有疼痛科？""你们镇痛就是对症治疗，又去不了根"。每到这个时候，我都会感觉到一种深深的责任感、使命感：去做疼痛科普，好让更多的患者以及同行，了解疼痛、认识疼痛，引导疼痛患者尽早就诊疼痛专科，获得规范治疗，不必一味地忍受疼痛的折磨而束手无策乃至度日如年。

2024 年，我很荣幸与一众疼痛界的专家大咖一起，共同参与编写了《相约健康百科丛书——疼痛康复怎么办》，为读者提供实用的疼痛管理指南。今年，中国人民解放军总医院、中国人民解放军东部战区总医院以及首都医科大学宣武医院几位疼痛专家，又共同撰写了这本通俗易懂的科普书，篇幅短小精悍，内容避免晦涩难懂，力求言简意赅，排版也考虑到老年患者的阅读需要。

我们期望，读者通过此书能了解"慢性疼痛是疾病""慢性疼痛需及时就医""慢性疼痛应前往疼痛专科就诊"等基本知识，为慢性疼痛患者提供基础康复建议，为健康中国建设贡献些许微薄之力。

鉴于笔者水平有限，且疼痛康复理念不断更新，书中难免存在疏漏不妥之处，恳请各位专家同道及读者朋友们批评指正！

在此，衷心感谢中国医师协会疼痛科医师分会会长、国家疼痛专业医疗质量控制中心主任樊碧发教授拨冗为本书作序！

同时，感谢所有为本书出版提供帮助的专家、朋友们！

中国人民解放军总医院第七医学中心麻醉科

刘刚

2025 年 3 月

目录

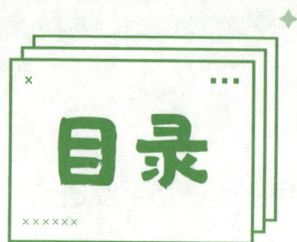

第一讲｜慢性疼痛：不可小觑的健康劲敌

第二讲｜溯源：探寻慢性疼痛的前世今生

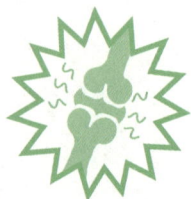

第三讲｜甄别：哪些疼痛需及时就医

第四讲｜揭秘：疼痛科的看家本领

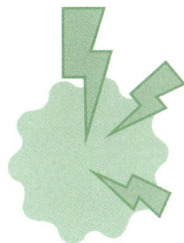

第五讲 | 康复：慢性疼痛的疗愈之旅

第六讲 | 实录：慢性疼痛患者的康复故事

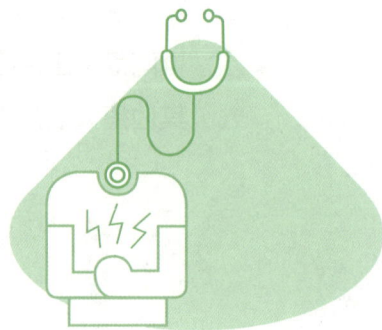

第七讲｜辟谣：击碎慢性疼痛的虚假传言

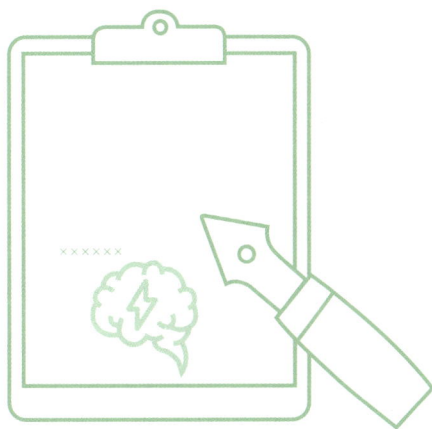

第一讲

慢性疼痛：
不可小觑的健康劲敌

疼痛，是身体在和您讲话

　　我们是一个极具"感性"，非常重视"感受"的民族，对身体的感受尤为敏感。常用的词汇如"体会""体悟""体验"等，似乎都与身体感知紧密相连。

　　一生中，我们或多或少会有一段时间，身体和心理都处于相对健康的状态。那时，我们对健康状态的体会，简而言之就是"舒服"。反之，当身体出现不适（如胸闷、咳嗽、头晕、头痛、腰痛、腿痛等常见症状），我们会前往医院，告诉医生哪里不舒服。大多数人一生中认为最难受的不适感，便是"疼痛"。常言道，"牙疼不是病，疼起来真要命"。这种不适感是大多数人极力避免的。

　　我接触过很多深受疼痛折磨的患者，甚至我自己也曾经经历过疼痛，发出过这样的感慨："人这一辈子，要是能永远感觉不到疼痛该多好啊？"如果真的感受不到疼痛，就一定更好吗？为了解答这个问题，我们先来探讨：疼痛，究竟是什么？

　　国际疼痛研究协会指出："疼痛是与实际或潜在的组织损伤相关，或类似的不愉快的感觉和情绪体验。"

　　（1）疼痛兼具躯体感知与心理体验双重属性，在不同程度上受到生物、心理和社会因素的影响。

　　（2）这种身体感受与心理体验是令人不愉快的。几乎没有人会对疼痛感到舒服或高兴。

　　（3）这种疼痛感受或体验与身体组织的实际损伤有因果关系。有时是明确的损伤，如被刀子割破手指时的疼痛难忍。有时损伤不那么明显，如噪声引起的头痛，很难观察到实际的组织损伤。甚至伤害性的语言引发的心痛、胸痛也很常见，尽管难以确定具体哪个身体部位组织受损；但能说此时的疼痛是假的、不存在的吗？能与之前的噪声或语言无关吗？因此，无论是明显的还是不明显的组织损伤，都可能是疼痛的根源。

最关键的是，疼痛是身体在向我们发出警示信号："主人，身体的某个部位可能受伤了，你知道吗？"疼痛是身体在和我们交流，告诉我们可能受到了伤害，提醒我们要关注、要远离、要治疗。身体用"疼痛"这种强烈的方式与我们沟通，作为身体的主人，您听到了吗？听进去了吗？是否要采取进一步行动？还是选择逃避这种不愉快的身体语言？

二 到底是身体痛还是心里疼

我们每个人真正感受到的疼痛，确实也包含了心理感觉的成分。这种感觉令人不愉快，当这种不愉快的强度过大，即疼痛过于剧烈，或持续时间过长时，我们还会产生烦躁、焦虑、抑郁甚至绝望等不良情感体验。

先天性隐性骶椎裂是一种先天性畸形，患者很容易感受到间断发作的腰背痛。虽然疼痛并不剧烈，但持续性的酸胀感，让人在急性疼痛发作时很难保持心态平和，尤其是在疼痛严重影响日常活动时（如走路、上下楼、骑行、健身运动等）。

身体的持续性慢性疼痛会导致心理上的持续性不愉快。那么，心理上持续的不愉快情绪感受，是否也会导致身体上的疼痛呢？研究发现：许多经常抱怨腰背部疼痛的人，可能是心理问题导致的。现代社会里经常感到疼痛不适的人中，有 30% ~ 50% 是因为承受了过大的精神压力，且并无躯体器质性病变。

心因性疼痛是由心理障碍引起的疼痛。目前，与心因性疼痛比较接近，且在最新的国际疾病编码里的慢性疼痛疾病是躯体形式障碍。这类患者持久地担心或相信某种身体不适症状，并因此反复就医。各种医学检查结果显示阴性和医生的解释均不能打消其疑虑，其中最为常见的症状就是身体某些部位的疼痛。

在疾病分类中，**躯体形式障碍**归于焦虑、强迫、恐慌等一系列心理性疾病的大类中，作为单独的一类心理性疾病。这类患者往往比普通疼痛患者更加痛苦，因为他们所描述的疼痛症状是他实实在在感受到的，且严重影响了日常生活。然而，在长期就医过程中，体格检查、X 射线、核磁共振等检查，常常找不到疼痛部位的任何异常，因此患者常被亲人甚至医生误解为存在精神问题。这类患者服用一些常用的抗焦虑、抗抑郁药物后，疼痛常常会有一定程度的缓解。因此，患者本人容易陷于自我怀疑、自我否定中。

三　慢性疼痛也是病，得治

　　上文曾提及"牙疼不是病，疼起来真要命"。那么牙疼，以及其他部位的疼痛，到底是不是病呢？世界卫生组织（World Health Organization，WHO）关于疼痛有三个结论性的描述：①急性疼痛是症状；②慢性疼痛是疾病；③疼痛是第五大生命体征。

　　什么是症状、体征、疾病？怎么区分急性疼痛和慢性疼痛？

　　症状是主观不适的描述：当我们感到不舒服时，会向医生描述哪里"感觉"不舒服，如胸闷、咳嗽等。这些体会与感受都是我们感觉到后，用语言描述出来告诉医生的，这些描述就叫症状。比如患者来到疼痛科告诉医生：左边肩膀疼痛，大约已经1周了，医生记录在门诊病历里"患者左肩疼痛1周"就是症状。

　　体征是身体检查确证的表征：医生听了患者的描述，会与患者进行更详细的交流，并做进一步的身体检查。比如患者说左肩疼痛，医生会根据患者的描述，结合自己的临床经验，在患者左侧肩部以及相关部位（比如颈部、左胳膊）做一些检查，看一看、摸一摸、按一按、压一压。如果患者因为医生按压的某个点而感到疼痛难忍，医生也会在门诊病历里记录下来，"患者左肩关节局部压痛"，这个压痛就是体征。医生给患者身体检查时发现的、对于疾病具有诊断意义的表现就是体征。

　　在我国传统文化中，"疾病"二字曾出现在《周礼》中，古人说"疾病两言之者，疾轻病重"，也就是说症状轻的叫"疾"、症状重的称为"病"。现代医学将"疾病"定义为"对人体正常形态与功能的偏离"。

　　人体是具有一定自我调节能力的稳定系统，但当内外致病因素持续时间足够长或者强度足够大，超出了我们身心的自我调节范围时，这种稳定就会被打破，身心的形态与功能就会发生明显的偏离，最终形成疾病。

对于疼痛来讲，急性疼痛是指疼痛持续小于 1 个月的疼痛，即"疼痛症状"；在医生查体过程中，检查出的身体部位疼痛，即"疼痛体征"；如果疼痛已经持续超过 3 个月，您可能患上了某种"疼痛疾病"。

四 疼痛也有"身份证"

身份证对每个中国人来说都非常重要，那么疾病有没有"身份证"呢？同一种疾病，如糖尿病，在不同的国家与地区是否有区别呢？"国际疾病编码"就是每一种疾病的国际通用"身份证"。国际疾病编码是基于国际疾病分类（international classification of diseases, ICD）所赋予的特定编码。ICD 最初由国际统计研究所组织的一个负责死亡病因分类的委员会提出，该委员会后来提出了《国际死亡原因编目》的分类方法，也就是第 1 版的 ICD。随着人们对疾病的认识不断加深，ICD 每隔一段时间会进行一些修订，衍生出不同版本的 ICD。到了 1940 年，第 6 次修订工作才首次由 WHO 牵头负责，并首次引入了疾病分类的概念，同时继续秉持病因分类这一延续至今的哲学思想。

ICD 有了相对统一的分类与编码，各国不同地区、不同医院的医生就可以用统一的编码进行诊断、治疗、结算和统计。同时，不同国家之间也可以进行顺畅的学术交流与科学研究。

医生在病历里写的诊断，如"高血压""糖尿病"等，这些名称都有统一的国际疾病分类编码。直到第 11 版国际疾病分类（ICD-11）中，慢性疼痛才真正被分类为独立的疾病，并赋予相应的疾病编码，有了自己独一无二的"身份证"。

五　专科看专病，疼痛去哪看

老百姓去医院看病时，往往遵循"专科看专病"的原则。比如，咳嗽、咳痰时选择呼吸内科；血压高或心慌、胸闷时选择心血管内科等。然而，面对疼痛这一症状时，情况就复杂多了。许多人在出现疼痛症状后，不知道该如何就医。如腰痛时，自己吃了镇痛药却不见好转，该挂哪个科：骨科似乎可以，普外科好像也能开膏药，理疗科可以做按摩、拔罐，也许也有效。头痛在神经内科看了几年，药吃了不少，但症状总是反复，还能看哪个科呢？张大妈半年前得了带状疱疹，如今皮疹早已愈合，但还是疼得彻夜难眠，该去哪看看呢？小李是个白领，在一次家庭变故后，逐渐出现了全身多发疼痛，他跑了几家医院，连挂号室都说不清他应该挂哪个科。

如何改善这种现状呢？依据专科治专病的原则，当您得了慢性疼痛疾病，或当您身体疼痛想明确诊断、积极治疗时，请优先来疼痛科就诊，以获得专业的诊断与治疗。疼痛门诊和疼痛科，已经开展了大量的专门治疗疼痛的新技术、新业务，其中很多技术都是疼痛科特有的专业治疗手段。

一 感觉不到疼真的是好事吗

患者被疼痛折磨得苦不堪言的时候，往往迫切地希望疼痛能消失。那么，如果我们完全感觉不到疼痛，真的是一件好事吗？

现实中，先天性无痛症（congenital absence of pain）是一种由 SCN9A 基因突变导致的先天性疾病，患者从出生开始，就感觉不到身体上的任何疼痛。有人可能会想：那不是很好吗？现在都在倡导无痛科室、无痛医院。这样不就相当于实现了无痛人生吗？

但是，请大家深入思考一下：疼痛对于我们身体健康，真的没有存在的意义吗？是不是可有可无呢？当你不小心碰到了一杯滚烫的水，手指的疼痛瞬间让你缩回手来。但如果你感觉不到疼痛，可能会一直端着这个杯子，直到手掌的烫伤越来越严重才察觉。同样，当你被锋利的刀子划伤脚时，如果你感觉不到疼痛，可能会继续跑跳，直到鲜血染红了整个鞋子，才意识到伤口的严重。当你的阑尾发炎时，如果你一点儿不舒服的感觉都没有，可能会直到发热、穿孔才到医院就诊，而这时可能已经出现感染性休克了。

以上这些是先天性无痛症患者在现实中很常见的情况，所以他们很容易发生严重的受伤、感染，往往发现时病情已经发展得十分严重，很难存活到成年。

可见，正常的疼痛感觉对人类的生存至关重要。它是身体与我们交流的重要语言，是及时告知我们身体受到种种伤害或刺激的报警器。正常的疼痛是有必要的，但过度的疼痛也会给我们的正常生活带来极大的困扰，这就需要到疼痛科进行专业诊断和治疗。

二 难以言表的千百种疼

　　人人都想如关公般"一面刮骨疗毒，一面谈笑风生"，但实际上，大多数人面对疼痛时都深感"牙疼不是病，疼起来要人命"。在临床工作中，医生经常会遇到很多患者，明明是疼得苦不堪言，可一到医生面前，对自己的疼痛，说不清，道不明。其实，这很正常，因为疼痛种类繁多、特点各异。

　　举个最简单的例子，当我们被刀子割伤皮肤时，会立刻感到一种尖锐剧烈的"刀割样疼痛"，手会立刻缩回，避开刀刃，这种疼痛让我们真切体会到十指连心。当我们不小心扭伤腰部肌肉时，会体会到一种持续的肌肉酸胀感，这种"持续性胀痛"让我们坐立难安，似乎无论什么姿势都会感到痛苦。得了带状疱疹后，我们常常感觉疱疹表面像小针在不停地扎，有时也像火烧一样；这类疼痛常常是由于神经损伤引起的神经痛，即"针刺样疼痛"或"烧灼样疼痛"。肾结石急性发作时，我们会觉得腰和下腹部如刀绞一般，豆大的汗珠直往下掉，面色苍白、恶心呕吐，甚至满地打滚，即"肾绞痛"。

　　这些疼痛的描述往往非常形象，我们理解起来一点儿都不困难。如果遇到有经验的疼痛科医生，患者能形象地描述其感受，诸如腰部"又酸又胀"、后背"像火烧一样疼"、脸"又麻又疼"、双脚感觉像"有几千只蚂蚁在爬"，那医生多半就能对患者的疼痛有一个初步的诊断方向。建议患者仔细体会自己身体上的疼痛感觉，深入感受它，用通俗易懂的形象词汇把它表述出来，尽量避免"痛在身上，却口难开"了。

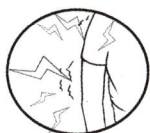

电击样痛

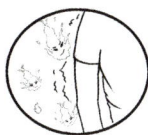

火烧样痛

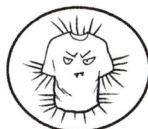

触碰痛

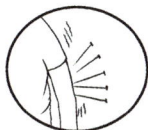

针刺样痛

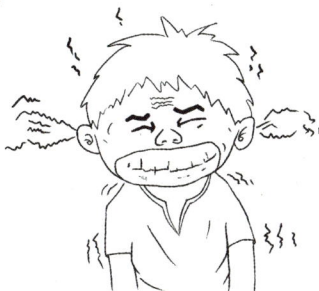

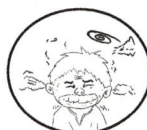

麻痹感

如何描述疼痛（性质）

三 测量一下我有多疼

生命体征是维持人体生存最基本的要素。WHO 将"疼痛"列为第五大生命体征（其余四大体征分别是血压、脉搏、体温、呼吸，都可以通过测量得出相对比较准确的数值）。例如，使用温度计测量体温时，我们可以得到一个具体的数值，如 38.5℃，从而判断体温过高，即发热。又如老年人用电子血压计测量并记录：血压 130/70mmHg，脉搏 60 次 / 分，血压、脉搏基本正常。

那么疼痛可以测量吗？是否需要借助仪器？测量后能否得出一个准确的数值？"疼痛是与实际或潜在组织损伤相关，或类似的令人不快的感觉和情感体验"。疼痛是一个高度主观的体验，既包含患者的身体感受，也包含其心理体验。因此，"我到底疼不疼？我究竟有多痛？"这样的问题，只有患者才能真正说清楚。

对于"疼痛"的测量，即判断疼痛是否存在及其程度，至今尚无公认的客观且有效的仪器设备能够精准测定，难以做到如测量血压、体温那般精确。但疼痛评估量表可以帮助我们更好地量化疼痛。

现代医学心理学和精神病学发展迅速，在患者的高度配合下，我们可以通过设计科学的量表、问卷来评测焦虑、抑郁等高度主观的纯心理问题。同样地，对于疼痛这一高度主观的体验，我们也可以采用疼痛评估量表来进行测量。

视觉模拟评分法（visual analogue scale，VAS）中，医生会拿出一个 10 厘米长的疼痛测量尺，告诉患者尺的两端分别代表无痛（标尺刻度为 0）和最严重的疼痛（标尺刻度为 10）。患者根据自己的疼痛感受，在尺上明确指出最能反映自己疼痛现状的刻度。口述描绘评分法中，医生会告诉患者疼痛分为五个级别：①无痛；②轻度痛；③中度痛；④严重痛；⑤剧烈痛。让患者根据自己的体会，判断疼痛属于哪个级别。

此外，还有一些比较复杂的问卷，如麦吉尔疼痛问卷（McGill pain questionnaire），包含很多问题，需要患者根据实际体会，如实回答，最终得出分数评估疼痛程度，如：您是否觉得疼痛？疼痛有没有时重时轻？您觉得疲劳吗？您心里是否觉得很烦恼？

近年来，出现了一种主客观相结合的疼痛测量仪器——体感诱发电位刺激仪。测量时，医护人员会在患者手臂上贴一个类似心电图贴片的传感器，仪器会输出特定强度的刺激信号，从而在患者体表产生相应感觉，此时需引导患者将该刺激所引发的感受与其自身实际经历的疼痛感受进行对比分析。患者有一个可以自己掌控的按钮，按照测量人员的要求结合自己的感觉进行操控，最后会出具一个疼痛测量报告，这是疼痛科的特色检查项目。相较于全主观的测量量表，这种主客观相结合的测量方法无疑是一个巨大的进步。

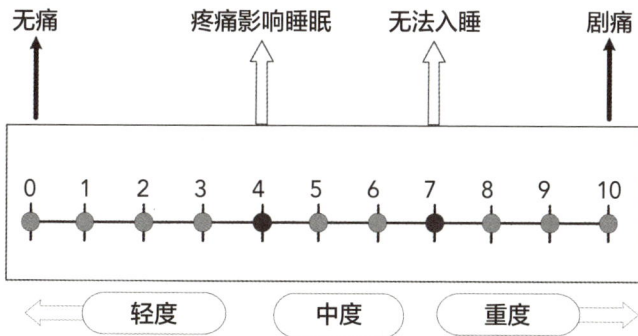

如何描述疼痛（程度）

四　能忍剧痛的关老爷是好榜样吗

关云长刮骨疗毒的故事家喻户晓，无数人对关羽的忍痛能力钦佩不已，甚至将其视为榜样。在临床工作中，医生常听到患者家属在一旁责备："他呀，就是娇气，这么点疼都忍不了，整天抱怨个不停！"有的患者会跟医生说："您给我开的镇痛药，我是实在忍受不了才吃一片。"我们常误认为：疼痛可以先忍一忍，用不着一点儿小疼就看医生；能忍住疼痛的，都是意志力顽强的人，而稍微有点儿疼就受不了的人，则被认为太娇气、太懦弱。

而事实上，"小忍，则乱大谋"。我们提到过：急性疼痛是症状（疼痛持续时间小于 1 个月），慢性疼痛是疾病（疼痛时间大于 3 个月）。如果急性疼痛没有得到及时有效的诊断治疗，就有可能迁延转变为慢性疼痛。当我们的身体出现种种不适症状时，其实是身体在向我们发出信号，告诉我们身体某些部位出现了问题。如果我们对这些初期的、偶然出现的"低声细语"置之不理，那么身体与我们沟通的"声调"会越来越高，"频率"会越来越频繁，持续的时间也会越来越长。

疼痛是身体与我们沟通的最常用方式。很多时候，初期的疼痛只是偶尔发作、程度轻微。如果在这个时候我们能够及时"听到"它的声音，仔细地体会它传达的信息，及时就医，向专业的医务人员寻求帮助，那么治疗的效果往往会事半功倍。

五 五花八门的镇痛药

　　有些患者一旦身体出现了疼痛，不是选择及时到医院就医，而是自己去药店购买镇痛药，疼了就吃，一片不行吃两片，一次不行吃两次，疼痛稍有缓解就停药。这样的"及时治疗"存在着很大的隐患。

　　中医讲究辨证论治，每个人都需要经过望、闻、问、切的详细检查，得出基本的诊断，对症下药，从而达到药到病除的效果。西医的疼痛医学也强调"先诊断后治疗"，即使有些时候我们暂时诊断不清，先对症处理也只是权宜之计。为了获得好的治疗效果，我们仍然需要尽可能做到明确诊断，再有针对性地制订治疗方案。比如，疼痛到底是哪个部分的身体组织出现损伤？损伤的类型与程度是什么？造成这种损伤的具体致病因素究竟是什么？这些导致疼痛出现的原因千差万别，因此疼痛疾病的表现也各不相同。

　　ICD-11 将慢性疼痛分为七个大类：慢性原发性疼痛；慢性癌性疼痛；慢性创伤后／手术后疼痛；慢性神经病理性疼痛；慢性头面部疼痛；慢性内脏疼痛；慢性肌肉骨骼疼痛。每一种慢性疼痛疾病致病因素不同，治疗的原则和药物也有所不同。

　　一般药店能够买到的布洛芬等镇痛药，多为非甾体抗炎药，这类药物有一定的副作用，且并不适用于所有类型的疼痛。消化道溃疡、冠心病、心绞痛等疾病患者，需要在医生指导下服用镇痛药。带状疱疹后神经痛不适合用非甾体抗炎药，可能需要服用一些抑制神经元异常放电作用的处方药，如加巴喷丁等。恶性肿瘤导致的中重度癌性疼痛，需要在医生指导下服用受到国家严格管制的吗啡类药物。

　　所以，镇痛药种类繁多、作用机制不同，所针对的慢性疼痛疾病种类也不同，副作用更是千差万别。绝大多数情况下，还是建议您在专科医生指导下科学使用镇痛药，以确保安全有效地缓解疼痛。

六 现代医学能做到无痛一身轻吗

我们在一生中都有过无病一身轻的体验：身体健康、心情愉悦、行动自如。因此，当疾病来袭时，我们渴望着恢复到这种状态。那么，如果我们患上慢性疼痛疾病，是否还能恢复到疼痛完全消失的"无痛一身轻"状态呢？

这就需要谈到慢性疾病的治疗目标。在美国纽约东北部的萨拉纳克湖畔，长眠着一位叫特鲁多的医生。他的墓碑上刻着："To cure sometimes; to relieve often; to comfort always." 翻译成中文就是"有时，去治愈；常常，去帮助；总是，去安慰"，这句话道出了医学的真谛。

完全治愈每一种疾病是人类的美好愿景，但实际上，我们只能治愈一部分疾病。医学不是神学，医生也不是神。现实中，我们只能部分缓解疾病症状，减轻患者的痛苦，而无法完全根除。

很多慢性疾病，如高血压，我们可以通过科学用药，将血压控制在安全范围，最大限度减少并发症，但无法完全根治，让患者彻底摆脱药物。很多慢性疼痛疾病也是如此。我们可以利用多种科学治疗手段，将疼痛控制在合理范围内，最大程度减轻患者的身心痛苦。能做到这一点，其实已经相当不易。

很少有高血压患者会质疑心内科医生："我吃了十几年的降压药，为什么还得靠药物控制血压，为什么我还没有痊愈？"然而，现实中却有很多慢性疼痛患者，常常质疑自己的医生："我吃了那么多药，打了那么多次针，为什么我还是疼？为什么治疗了快两个月，我的疼痛还是没有消失？"

"做自己健康的第一责任人"，意味着我们要对自己的健康负起全部责任。对于疼痛患者而言，最重要的就是制定科学合理的疼痛疾病康复目标。

有些急性疼痛，如果诊疗及时，确实可以完全康复。但对于很多慢性疼痛，我们需要与医生一起，制定合理的康复目标。既要深入了解自己对疼痛疾病康复的预期，又要结合现代疼痛医学的发展实际；这样的康复目标才更具合理性、可行性，否则，很容易陷入"希望越大，失望越大"的心理困境。

一 头痛难解，分类治疗

几乎每个人都经历过头痛的困扰。感冒、高血压、女性经期，甚至心情不佳时，都可能感到头痛。头痛大致可以分为原发性头痛和继发性头痛两大类。

原发性头痛主要是指找不到明确原发疾病的头痛，即暂时无法确定具体原因的头痛，如偏头痛、丛集性头痛、紧张性头痛等。而继发性头痛是指可以明确病因的头痛，如外伤、感染、脑部肿瘤等引起的头痛。头痛的分类繁多，完全明确诊断实属不易。

偏头痛是原发性头痛中较为常见的类型，以单侧头痛为主，常表现为搏动样疼痛，患者常形容为"一跳一跳地疼"。偏头痛在女性中更为常见，男女比例为 1 : 2 ~ 1 : 3，部分患者有家族史。偏头痛发作前常常会有一些前兆，比如部分患者会看到闪光、水波纹等；有的患者怕光、怕响声，因此发作时常常喜欢待在黑暗的场所里，安静地躺着。

偏头痛每次发作大多会持续 4 小时以上，严重时影响正常生活和工作，通常需要卧床休息才能缓解。大多数偏头痛患者会选择到神经内科就诊，一般会先尝试使用常规的口服药物治疗，包括预防偏头痛发作和发作时的镇痛药。若药物治疗效果不佳，可以考虑就诊疼痛科，采用一些特有的治疗技术，如电刺激治疗和磁刺激治疗，包括经颅磁刺激治疗、经皮神经电刺激疗法等，均属于无创伤的神经调控治疗。如果保守治疗效果不佳或者不持久，还可以考虑进行必要的微创治疗，如星状神经节阻滞、周围神经电刺激、迷走神经电刺激等。随着疼痛医学的进步，这些微创治疗大多在影像引导下完成，如超声、X 射线，甚至 CT，大大提高了治疗的安全性。

　　紧张性头痛是另一种常见的原发性头痛，其发病率高于偏头痛。这里的"紧张"并非指心情紧张，而是肌肉紧张，确切地说是头、面、颈甚至肩部的肌肉群广泛收缩紧张引起的疼痛。患者常表现为双侧甚至整个头颅的疼痛，如同戴上了"紧箍咒"，也有点像我们戴上了过紧的泳帽。紧张性头痛的内科治疗常常以口服药物为主，但部分患者对药物治疗不敏感。

　　此时，患者可以考虑就诊疼痛科，超声引导下的神经阻滞对紧张性头痛有一定效果，如星状神经节阻滞可调节颈交感神经功能，有助于紧张性头痛的症状缓解。对于后脑部枕区头痛，可以考虑枕大神经和枕小神经阻滞，必要时行高位颈神经根阻滞，从源头上处理疼痛。紧张性头痛患者常在头、面、颈、肩部位的肌肉处摸到多个因肌肉挛缩形成的硬结，称为扳机点。使用疼痛科特色的肌筋膜触发点技术可以灭活这些触发点，从根本上治疗肌紧张性头痛。

　　还有一类继发性头痛是由颈椎病引起的，常称为"**颈源性头痛**"。通俗地讲，就是"疼痛在头部，病根在颈部"。现代社会中，长期伏案工作、长时间低头看手机、长时间开车时的不良习惯，均可能诱发颈源性头痛。由于病因在颈椎，这类患者大多伴有颈部不适感，影像学检查如核磁共振、CT 等常提示有颈椎的退行性改变或者颈椎间盘突出等表现。

　　颈源性头痛常表现为单侧疼痛，早期以枕后疼痛为主，后期可能发展到前额、颞部（太阳穴附近）甚至头顶部。疼痛科对于颈源性头痛有多种特色治疗，如高位颈椎小关节、高位颈神经的药物注射治疗，这既是治疗方法，又是诊断依据。如果神经阻滞有效，可以进一步证实是颈源性头痛。对于神经阻滞有效但频繁复发的患者，可以考虑射频消融术。

二 低头族出现颈肩上肢疼痛怎么办

颈椎由七块骨头像砖瓦般叠起组成，每一节颈椎间由椎间盘起着缓冲作用。这些"竹节"一样的颈椎中间围成了一个管状空间，即椎管，椎管内含有重要的神经、脊髓、血管等结构。

颈椎骨性结构的急慢性损伤可能引发椎管病变（如椎管狭窄、小关节紊乱等）。同时，颈椎（包括骨性结构及椎间盘）及其周围软组织的老化退化，都有可能压迫这些重要的神经、血管甚至脊髓，从而导致颈部、肩部与上肢麻木、疼痛等不适感，进而引发颈椎病。颈椎病以往被视为中老年人的常见病和多发病，随着互联网的发展和生活方式的改变，人们对电子设备的依赖日益加深，"低头族"现象普遍，年轻人患颈椎病的比例也在持续攀升。

椎管内的不同结构受到压迫或刺激，其表现也各不相同。颈椎病可以分为颈型、神经根型、脊髓型、椎动脉型、交感型。压迫刺激的部位不同，导致的症状也有所不同。

其中，神经根受到压迫刺激导致的神经根型最为常见。神经根型颈椎病易于理解，因为神经的支配区有节段性，即支配哪个区域的神经受到压迫，其受支配的区域就会出现感觉和运动障碍。早期，当感觉神经受到压迫刺激时，患者常表现为颈肩部疼痛，可能呈放电样或针刺样，并可能向手臂甚至手指放射，部分患者还可能伴有麻木感。

椎动脉型颈椎病是为脑部供血的椎动脉受到压迫或刺激，导致了短暂性脑供血障碍，患者可能会出现头昏脑胀、头重脚轻的感觉，并伴有恶心、耳鸣等症状。这类患者往往前往神经内科或耳鼻咽喉科就诊，按照脑供血不足和耳石症进行诊断治疗，但效果不佳后才转至骨科或者疼痛科。

脊髓型颈椎病实际上最为严重，因为脊髓和大脑都属于中枢神经系统，是神经系统的司令部，其重要性仅次于大脑。如果脊髓受到压迫刺激，患者多数会出现单侧或双侧上下肢麻木、身体躯干部位的束带样感觉（像捆绑了腰带），以及走路不稳、活动无力等症状，严重时甚至可能出现大小便障碍甚至瘫痪等。

那么，面对颈椎病，我们应该如何防治呢？预防是关键：我们应改正不良习惯，纠正不正确的姿势，比如长时间低头看手机等。在急性期，最好佩戴颈托，保持颈部休息，并避免过度劳累。治疗方面，可尝试外敷消炎镇痛药，口服肌肉松弛剂，并配合冲击波、激光等物理治疗。

如果保守治疗效果不佳，应及时就诊疼痛科，接受局部药物注射治疗。颈部药物注射是将消炎药直接注射到炎症部位，通常还会联合应用营养神经等药物，以达到更快、更彻底的消炎镇痛效果。如果明确存在椎间盘突出、神经根受压等情况，且注射治疗有效但反复复发，可以考虑进行椎间盘射频热凝或者神经根脉冲射频等更进一步的微创介入治疗。

引起肩部疼痛的较常见的疾病包括肩周炎和肩袖损伤。**肩周炎**是一类引起肩关节僵硬的粘连性关节囊炎，主要表现为疼痛、肩部的活动范围受限，就像被冻住了一样，俗称"冻结肩"；它好发于女性以及50岁左右的中年人，俗称"五十肩"。由于疼痛和活动受限，患者常常难以完成洗脸、梳头等日常动作，很多女性甚至表示穿脱内衣都困难，生活质量受到严重影响。

冻结肩分为三个阶段：疼痛期（第2～9个月）主要表现为疼痛；冻结期（第4～12个月）主要表现为活动受限；解冻期（第5～26个月）表现为疼痛及活动受限的感觉逐渐好转直至痊愈。虽然冻结肩是一种自愈性疾病，不用治疗也会慢慢痊愈，但是在这个过程中，尽量减轻疼痛、改善生活质量、缩短疼痛康复进程，是疼痛科治疗的主要目标。疼痛科提供的特色治疗包括保守治疗，即在科学规范的外用药和口服药基础上，辅助冲击波、激光等物理治疗，并配合日常的自我康复训练。如果疼痛过于剧烈，无法接受物理治疗和功能训练，可以考虑关节腔注射疗法以及肩胛上神经阻滞等注射治疗。但请注意，在疼痛有效缓解后，还是要以功能锻炼为主。

肩袖并非真的指有一个袖子套在肩关节外面，而是指冈上肌、冈下肌、小圆肌和肩胛下肌这四根肌腱包裹在肩关节的周围，形成一个袖子样的结构。如果急性损伤或者慢性劳损导致这个袖套样结构受损，我们称之为肩袖损伤。

在治疗原则上，肩袖损伤与肩周炎不同。肩周炎治疗时，鼓励患者在充分镇痛的基础上尽可能地多活动，以减轻关节腔粘连，促进疼痛缓解；而肩袖损伤往往存在肌腱的解剖结构损伤，特别是在急性期，患者要尽可能避免剧烈运动。因此，在肩膀疼痛时，一定要先明确诊断再进行治疗，否则可能出现治疗无效甚至越治越重的情况。

疼痛科针对肩袖损伤也有一些特色的注射治疗方法，注射治疗的药物成分多样，包括消炎镇痛液、润滑剂（如透明质酸钠）、臭氧以及生物成分的富血小板血浆（从自体血提取）等。这些注射治疗方法有利于减轻受损肩袖的局部炎症反应、打破疼痛 - 损伤恶性循环、促进损伤组织康复。

三 胸背痛，是犯心脏病了吗

很多医院都设立了专门的胸痛门诊，急诊科也往往建有"**胸痛绿色通道**"。随着健康知识的逐步普及，一旦人们感觉到胸背部疼痛，特别是左边胸口和后背疼痛，即使非医学专业人士，也往往会想到：会不会是犯心脏病了？这里所指的胸背痛，更侧重于"致命性胸痛"，它常常是由严重、紧急、凶险的心血管疾病导致的急性症状，若处理不及时，往往导致致命的严重后果。

而我们今天主要讨论的是另一大类胸痛：**非致命性胸痛**。这类胸痛起病相对缓慢，持续时间较长，且反复发作。虽然疼痛不是非常剧烈，但对患者的生活质量影响较大，如同钝刀子割肉，会给患者带来持续的身心困扰。为了更清晰地分类胸部疼痛，根据解剖结构我们可以把胸背部想象为层层套叠的俄罗斯套娃。

例如，胸部最常见的疼痛疾病——**带状疱疹后神经痛**，往往累及胸部多个节段的皮肤，不仅易导致急性期疱疹破溃等皮肤损伤，还会引发沿着肋间神经支配区分布的神经疼痛。这种疼痛可能表现为针刺样，有些呈现刀割样烧灼样，甚至出现痛觉超敏（轻微的衣物触碰或者汗液浸泡，都可能引发剧烈的疼痛）。

胸部肌肉比较丰富，包括胸大肌、胸小肌、前锯肌等。在感染、寒冷刺激、劳累、劳损等因素的影响下，这些肌肉可能发生无菌性肌筋膜炎，导致相应部位的肌痛。在相应肌肉处，可以触摸到由局部痉挛的肌肉结节形成的硬结。

经常久坐的人群（如长时间在电脑前办公的公司白领、长时间开车的司机等），其背部肌群会持续保持直立姿势，相关肌肉持续紧张收缩，产生慢性劳损，导致背部肌肉的慢性疼痛。其中，菱形肌综合征就是这类疾病的典型代表。

女性常见的肋软骨炎，常表现为胸部肋软骨表面的明显肿胀和疼痛。这类疼痛通常有明确的局部疼痛点，患者可自行触及局部肋软骨肿大凸起，严重时可呈现纺锤状。

严重的呼吸道和肺部的感染，特别是胸膜炎，也会引起胸部的剧烈疼痛。这种疼痛常伴有发热、咳嗽等症状，且与呼吸运动有明确关联，这就是我们常说的胸部"内脏痛"。

在我们背部最深处，脊柱起到核心支撑作用。无论是过度运动、劳动引起的劳损，还是长时间保持站立或坐姿导致的劳损，都可能引发脊柱的劳损性疼痛。比如，常见的胸椎棘上韧带炎和棘间韧带炎，都属于这类疼痛。由于脊柱处于背部深处正中，患者会感觉到疼痛来自后背的正中间深处。弯腰前屈时疼痛会加重，医生在患者后背正中处按压时，通常可以触及明确的疼痛点。

实际上，很多胸背部疼痛的患者会先前往心内科、呼吸科以及胸外科等专科就诊。经过一系列系统检查后，若基本排除了心脏、肺等重要脏器的疾病，但疼痛仍然持续存在，建议这部分患者及时来疼痛科就诊。肌筋膜疼痛可以考虑肌筋膜触发点治疗；肋软骨炎、棘上韧带炎等注射治疗效果较好；胸部带状疱疹后神经痛则可以根据病程实施神经阻滞、神经射频以及脊髓电刺激疗法等。

四

十人九腰痛，人老腿先老，和您聊聊腰背痛

说起腰痛，相信许多人都有切身的体会。研究显示，80% 的人一生中都会经历腰痛，且这一问题的年轻化趋势日益明显。腰背痛已成为全球范围内，导致功能残疾的首要原因，给个人、家庭和社会带来了沉重的负担。

我们常说的腰背痛，大致可以分为两大类别。一类是有明确病因导致的腰背部疼痛：慢性特异性腰背痛。例如，脊柱作为支撑人体直立活动的关键结构，常被人们形象地称为"大椎"或比作"羊蝎子"。这体现了大众对脊柱、脊髓及其周围神经有一定的常识性了解。此外，当提到腰痛时，很多人首先会想到"椎间盘突出"，这也说明大家对于椎间盘病变导致腰痛，有一些初步的了解。

上述结构中的病变，如脊柱骨性结构因骨折、肿瘤等原因出现异常，导致邻近神经受压而产生疼痛；或脊柱椎体间作为"缓冲垫"的椎间盘膨出、突出压迫神经引发疼痛，这些病因比较明确的腰背痛，均属于慢性特异性腰背痛。

另一大类腰背痛，其致病原因则相对复杂且不明确：慢性非特异性腰背痛。同样是骨性结构出现病变，如果是脊柱小关节紊乱导致的腰痛，其因果关系就不如脊柱椎体骨折、肿瘤那样明确。再如椎间盘问题，若无明显突出，而仅是椎间盘本身病变导致的无菌性炎症，同样会引起相关节段的腰背痛。还有一种情况，即脊柱和神经均无明显病变，但腰背部的肌肉筋膜发生了肌筋膜炎，同样会导致腰背部的疼痛。

这两大类腰背痛的疼痛特点各异。例如，腰椎间盘突出最典型的

症状为下肢放射痛，疼痛可从腰部放射至臀部、大腿后侧、外侧、小腿或足背部，部分患者还可能伴有肢体麻木等症状。腰背部肌肉筋膜疼痛常常表现为局部的酸胀痛，小关节紊乱常常在转动身体时疼痛加重。

那么，面对慢性腰背痛，我们应该如何应对呢？有些人可能会选择自行购买镇痛药服用，或采取热敷、小燕飞等方式缓解疼痛。这些没有诊治依据的做法往往是不科学甚至有害的。患者应及时前往专科就诊，接受专业医生的诊断与治疗。

疼痛科医生针对腰背部的肌筋膜疼痛，可以选择冲击波治疗。对于腰椎间盘突出伴神经根压迫的患者，如果保守治疗效果不佳，可以考虑超声引导下注射治疗，将消炎镇痛液精准注射到病变部位以缓解疼痛。对于符合微创手术治疗指征的腰椎间盘突出症患者，既可以选择椎间盘射频消融术，通过射频能量使突出组织汽化并凝固坏死；还可以行椎间孔镜手术，在镜下更直观地切除病变的椎间盘组织，从而解除对神经的局部压迫。

五 难缠的"缠腰龙",带您认识带状疱疹后神经痛

　　带状疱疹（俗称"缠腰龙"）多见于中老年人及免疫力低下的人群。该病的元凶是水痘 - 带状疱疹病毒（varicella-zoster virus，VZV），在儿童初次感染引起水痘，恢复后病毒潜伏在体内，如同冬眠一般。当人体虚弱、抵抗力下降时，这些潜伏的病毒便会开始发动攻击，专门侵扰神经组织。被病毒侵犯的神经就像失去了绝缘层的电线，容易发生"漏电"，导致疼痛。皮肤受损区域甚至不能触碰，即使轻微的触碰，如衣物摩擦，都可能诱发剧烈难忍的疼痛，常被描述为针扎样、电击样、刀割样或火烧样的疼痛。

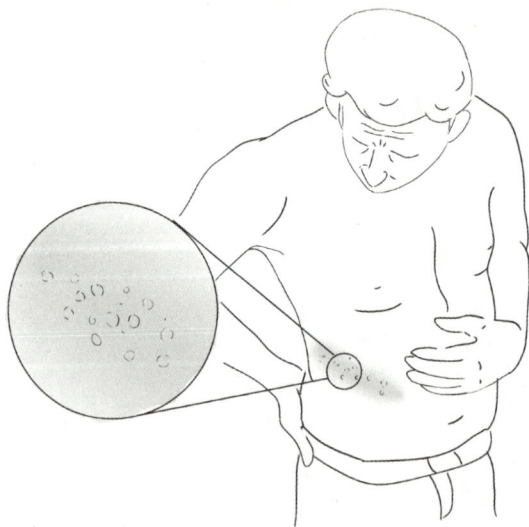

带状疱疹后神经痛示意图

带状疱疹后神经痛是指带状疱疹愈合（皮肤愈合）后，疼痛仍持续 1 个月及以上的情况，是带状疱疹最常见的并发症。这是一种神经病理性疼痛，即传导疼痛的神经本身发生了病变。其发病率和严重程度随着年龄的增长而增加。据统计，60 岁以上的患者中约 65% 会发病，而 70 岁及以上的人群中发病率则高达 75%。因此，老年人是带状疱疹后神经痛的高发人群。

带状疱疹后神经痛的持续时间因人而异，未经过正规治疗的患者，疼痛可能持续 10 年甚至更长。长期剧烈的疼痛不仅严重影响患者的精神、睡眠、饮食等，还可能引发抑郁、躁狂等精神心理疾病。

发病早期及时、充分的镇痛治疗至关重要，是预防后遗神经痛的关键措施。一旦患上后遗神经痛，应尽快前往疼痛专科就诊。根据病情不同，疼痛科会提供相应的特色治疗方法。

1. **保守治疗**　在药物治疗方面，治疗神经痛的一线用药并非布洛芬、吗啡等常用镇痛药，而是加巴喷丁、普瑞巴林、度洛西汀等。这类药物的应用与调整需要专业指导，疼痛科医生在这方面经验丰富：如何用药、如何停药，都很有讲究。物理治疗方面，疼痛科的经皮神经电刺激疗法是一种无创的特色疗法，也是最基础的神经调控技术。需要注意的是，即使已经尝试过其他药物或理疗，效果不佳，也不应直接要求打针治疗。疼痛科会首先评估患者的保守治疗方案，并根据实际情况进行调整。有时，经历一段时间的规范保守治疗，疼痛就能得到一定程度的缓解。

2. **神经阻滞和射频消融术**　如果保守治疗效果不佳，根据疼痛持续时间的长短，可以考虑注射治疗和射频消融术。**皮损区浸润注射**是最简单的注射治疗方法，主要阻滞周围神经末梢，简便易行且风险较低，适用于后遗神经痛的早期治疗。有条件的话，可以采用**超声引导下神经阻滞治疗**，将消炎镇痛液直接注射到支配皮损区的神经附近。当病程较长时，神经阻滞可能短期有效但易复发。此时，建议进行影像引导下的**射频消融术**，通过精准定位受累的神经，利用可控温度来阻断或调控神经内部疼痛信号的产生或传导。带状疱疹后神经痛本身属于神经损伤导致的疼痛，因此在射频消融术时使用高温毁损神经存在争议，比较稳妥的方法是采用低温脉冲射频调控治疗，虽然可能需要多次治疗，但不会毁损神经，避免了进一步损伤已经受损的神经。

3. 微创介入治疗　对于顽固、难治性后遗神经痛，若上述疗法治疗效果均不理想，可以考虑包括脊髓电刺激疗法、鞘内吗啡泵等微创介入治疗。近年来，使用临时电极进行短时程的脊髓电刺激疗法，介入时机不断前移，已经有部分证据表明，早期应用 1～2 周上述脊髓电刺激疗法（短期神经调控），可以提供较好的镇痛效果，有效避免后遗神经痛的发生。

总的来说，对于带状疱疹要早期诊断、早期治疗。一旦出现皮疹并确诊带状疱疹，就应前往疼痛科就诊。虽然大部分的带状疱疹具有自愈性，但年龄越大，发生带状疱疹后神经痛的概率越高。一旦发展成带状疱疹后神经痛，其中 80% 的患者可以治愈，而另外 20% 的患者可能发展为顽固的带状疱疹后神经痛。我们的治疗目标是缓解疼痛、缓解情感障碍症状、改善睡眠质量、提高生活质量。由于该病的治疗常常需要多种方法联合治疗才能奏效，因此患者应积极配合医生进行治疗。

六 难言之隐，盆底、会阴区疼痛该如何面对

作为一个内敛、含蓄的民族，我们对于隐私部位的问题总是难以启齿，也常讳疾忌医。许多患者长时间自行购药应对，直到疼痛难忍、无法再隐瞒时，才悄悄地瞒着家人就医，这往往错过了最佳的诊断与治疗时机，着实令人惋惜。

谈及盆底和会阴区疼痛，部分患者可能对此概念有些模糊。会阴部位相对容易理解，但盆底在哪里呢？和腹部、盆腔有什么关联呢？盆腔是腹腔的一部分，位于肚脐以下的下腹部区域。它由骨盆以及前后的骶骨、耻骨共同组成的骨性结构支撑环绕，宛如一个房子的墙壁，在它内部包绕着消化、泌尿、生殖等重要内脏器官。在这个结构的最底部，有一系列的肌肉筋膜包绕，就像房子的地面一样，从最底部承载着这些重要的脏器。

我们可以想象，无论是起到支撑作用的骨骼、肌肉筋膜系统，还是其中承载的消化、泌尿、生殖等内脏器官，以及遍布此处的大大小小的神经网络，任何一部分出现病变，都可能导致此区域的疼痛。而且，盆底会阴区疼痛的病因复杂多样，可能涉及骨科、消化科、泌尿科、妇产科等许多临床科室。

现实中，这个区域的疼痛患者往往多次辗转于其他科室，经过一系列检查化验，排除了器质性疾病后，才想到来疼痛科就诊。针对盆底会阴痛，疼痛科确实有一些独特的治疗方法。

先从诊断说起，有部分患者的会阴痛是由于支配盆腔和会阴的神经出了问题。前期的感染、创伤等原因，导致内脏神经产生了病理性改变，最终患上了慢性内脏神经痛。这种慢性疼痛，常规的检查化验

往往难以查出，需要疼痛科医生通过问诊、体格检查才有可能做出正确的诊断。

还有部分患者，特别是经历过妊娠和生产的女性，由于盆底肌肉群的损伤，患上慢性盆底肌筋膜疼痛综合征。这种疾病也需要疼痛科医生进行专业的体格检查，才能最终确诊。当然，如果您前期没有做过消化科、妇产科以及泌尿外科等相应的专科检查，疼痛科医生会根据您的具体情况开具相应的检查，必要时还会申请相应专科会诊，以排除相应系统的专科疾病。

在治疗方法上，疼痛科遵循慢性疼痛治疗的临床路径。一般先采取保守治疗，包括药物综合治疗和物理治疗。药物治疗方面，疼痛科会根据患者的具体情况制定个性化的口服用药方案。比如，对于内脏神经痛，会推荐使用普瑞巴林等治疗神经痛的药物；对于盆底肌筋膜疼痛，会建议使用肌肉松弛剂如盐酸乙哌立松等。物理治疗方面，疼痛科拥有多种治疗手段，如治疗神经痛的经皮神经电刺激疗法（transcutaneous electrical nerve stimulation，TENS）、治疗盆底肌筋膜疼痛的放射式冲击波治疗，以及半导体激光等疼痛物理康复治疗。

如果保守治疗效果不佳，或者患者对口服药物副作用无法耐受，可以考虑微创介入治疗。简单的微创介入治疗包括肌筋膜触发点治疗、药物注射治疗等。肌筋膜触发点治疗对盆底肌筋膜疼痛综合征效果较好，主要的治疗目标是肌肉组织，可以使用针灸针治疗（干针）或注射针治疗（湿针）。比较传统的药物注射治疗包括椎管内阻滞治疗（如骶管注射治疗等），以及周围神经阻滞治疗（如阴部神经阻滞治疗等），内脏神经痛可以选用内脏神经阻滞，比如治疗盆腔痛的上腹下神经阻滞，治疗会阴痛的奇神经节阻滞。

这些注射治疗的原理，都是采用穿刺注射的方法，将消炎镇痛液精准注射到目标神经位置，用化学方法来阻断疼痛感觉的传导，起到镇痛作用。随着现代医学的发展，为了更精准地注射到目标神经，这类治疗常常在超声、X 射线等引导下进行，可以最大程度减少穿刺引起的并发症。

如果神经阻滞效果理想，但持续时间较短且反复复发，就可以考虑射频消融术，以获得更长久的镇痛效果。对于恶性肿瘤导致的难治性盆腔痛、会阴痛，可以进行神经毁损术（内脏神经毁损治疗），包括注射无水酒精等化学手段或者运用射频热凝等物理手段，将传导疼痛的神经毁损，从而获得较长时间的镇痛效果。另外，鞘内药物输注系统是将吗啡等强阿片类药物直接输注到椎管内的脊髓中枢的治疗手段，用药量小且效果确切，对于盆腔会阴部难治性癌痛的患者，是非常有效的治疗手段。

除了上述神经介入治疗，疼痛科还有一类绝活，叫神经调控治疗。它是运用疼痛的闸门控制理论，对痛觉信号的传导进行调控，而不是阻断。针对盆腔和会阴的疼痛节段，可以在相应的神经、脊髓节段放置电极，发放特殊的电信号进行调控。常见的有周围神经电刺激、神经节电刺激乃至脊髓电刺激疗法等。临床常用的骶神经电刺激就是属于这一大类。部分患者短期效果较好但疗效难以持久，还可以考虑放置永久性电刺激器，这种电刺激发生器是植入体内的，可以持续发放电信号到相应节段，较长时间地起到镇痛作用。

总的来说，随着这些年疼痛医学的发展，针对慢性盆腔痛与会阴痛，发展出一系列安全、有效的疼痛治疗方法，可以循序渐进地帮助患者解除难言之痛，提高他们的生活质量。

七

慢性骨骼肌肉疼痛
为何越来越多见

　　来疼痛科就诊的患者中，慢性颈、肩、腰、腿痛的患者占比最大，且这一比例近年来持续攀升，这是为什么呢？

　　ICD-11 正式将慢性疼痛列为独立的疾病类别，并为其赋予了相应的疾病编码，从而确立了慢性疼痛的"疾病"地位。慢性肌肉骨骼疼痛是慢性疼痛疾病的七大类之一。

　　就疼痛部位而言，慢性肌肉骨骼疼痛（chronic musculoskeletal pain，CMP）主要发生在肌肉、骨骼、关节、肌腱或软组织等部位。比如常见的慢性关节痛、颈肩痛、腰背痛、上下肢疼痛、脊柱相关疼痛以及肌筋膜炎等。

　　据报道，全球有 20%～33% 的人口患有肌肉骨骼疼痛疾病，其中腰背痛最为常见，成年人的发病率高达 30%～40%。慢性肌肉骨骼疼痛的发病率逐年上升，这背后与多重因素有关。老龄化程度逐年加剧，导致骨质疏松相关的骨骼疼痛、关节退行性改变引起的关节痛逐年增加；人们久坐办公、长时间驾驶、频繁使用手机、不科学地运动等，也会加剧肌肉运动损伤和劳损，进而引发慢性疼痛。肌肉骨骼疼痛会直接影响患者的运动系统功能，长期的慢性疼痛会严重损害患者的健康和生活质量，给他们带来极大的痛苦。

　　慢性肌肉骨骼疼痛的患者大多数会首先就诊于骨科，若无手术指征，则通常采用口服药加外用药的保守治疗方式。然而，疼痛科对于这类无须外科手术治疗的肌肉骨骼疼痛，有其独特的治疗方法。

　　比如物理治疗中的冲击波治疗，对于慢性肌肉骨骼疼痛效果显著。它利用冲击波产生的物理能量，对病变局部的肌肉骨骼的病灶进行聚焦松解，加速局部致痛物质的释放与吸收，从而有效缓解疼痛。此外，针对肌肉骨骼疼痛部位位置较深，普通外用药物难以吸收的问题，疼痛科可以使用超声药物导入等方法，将非甾体抗炎药物等外用药物，导入到深部组织，对于无法做冲击波的部位（如颈椎），也能起到良好的消炎镇痛作用。这些冲击波与药物导入技术，丰富了保守治疗的方案，提高了保守治疗的效果。

如果保守治疗效果不佳，疼痛科还提供了一系列循序渐进的微创介入疼痛治疗手段。如肌筋膜触发点治疗，该方法简单易行，使用针灸针（干针）即可进行治疗；针刀治疗则利用特制针具对肌肉、骨骼及关节病变部位进行松解；神经阻滞治疗则在超声引导下，将消炎镇痛液精准注射到疼痛部位，从而打破疼痛的恶性循环，起到消炎镇痛的作用。

随着现代医学的不断发展，注射治疗除了使用消炎镇痛液外，还包括一定浓度的臭氧、从自体血分离出来的富血小板血浆溶液等成分，注射到关节、肌肉等疼痛部位，以达到镇痛效果。对于部分患者而言，神经阻滞有效但疗效很难持久、反复复发时，可考虑采用射频消融术。射频消融术的原理近似神经阻滞，但使用的是物理射频而非药物，其优点是作用持久。然而，若神经阻滞无效，则进行相应部位的射频消融术意义可能不大。

八

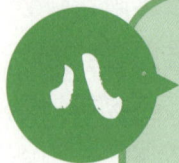

好了伤疤还是疼，
说说慢性创伤后疼痛

常言道，"好了伤疤忘了疼"，但现实中有许多患者在伤口愈合后，疼痛却仍然如影随形。这究竟是怎么回事呢？

麻醉医生手术时多建议患者安装自控镇痛泵，用于缓解患者术后疼痛，帮助患者安全、舒适地度过术后的恢复期，并降低术后并发症的风险。然而，现实中很多患者常因误解而选择忍受疼痛，拒绝安装镇痛泵，或者等到疼痛难忍时才考虑安装。

术后疼痛属于急性创伤性疼痛，是由手术引起的实实在在的组织损伤所导致。现有证据表明，如果术后疼痛没有得到及时、有效的控制，往往会导致慢性术后疼痛的发生。即使手术结束已久，伤口早已愈合，但手术区域仍可能存在难以忍受的慢性疼痛。有研究显示，术后疼痛的发病率为 5%～85%，其中严重的慢性术后疼痛的发病率为 2%～15%。在最近 3 年内接受过手术的患者中，有 18% 的患者表示手术部位仍有疼痛。常见的慢性术后疼痛包括腰椎术后疼痛综合征、开胸术后疼痛综合征、截肢后患肢痛、妇产科术后慢性盆腔痛等。特别是老年人、糖尿病患者、免疫功能低下者等特殊人群，更是慢性术后疼痛的高发人群。

这种慢性创伤后疼痛的性质往往表现为针刺样、刀割样、烧灼样疼痛等，是典型的慢性神经病理性疼痛。部分患者对疼痛极其敏感，比如轻微的刺激就可以引起伤口部位剧烈的疼痛。这种疼痛与刺激的强度并不完全匹配，甚至可能出现痛觉超敏，即非疼痛刺激（如轻微的触碰摩擦）也能引发疼痛感觉。

神经病理性疼痛可以理解为神经本身的病变。在正常情况下，神经通路应该传导伤害刺激。但在神经病理性疼痛中，神经通路会在没有伤害刺激的情况下，自发地传递疼痛信号。即使伤口已经愈合，传导到大脑的信号仍然是疼痛。

虽然早期充分镇痛，可以最大程度地预防慢性创伤后疼痛，但如果患上慢性创伤后疼痛，患者也不必过于懊悔和愤懑。疼痛科对于此类疼痛有着独到的治疗方法。在保守治疗方案中，除了规范使用治疗神经痛的一线用药（如普瑞巴林、盐酸度洛西汀等）外，疼痛科还会同时应用无创的 TENS 进行物理治疗。TENS 是最基础的神经调控治疗方法之一，优点是无创、简便易行。家用版本可以居家使用，更容易被患者接受，是保守治疗方案中不可或缺的重要一环。如果保守治疗效果不佳，且疼痛处于慢性创伤后早期（如刚刚超过三个月），那么神经阻滞注射治疗不失为一个较好的入门级微创治疗选择。根据阻滞的神经部位不同，神经阻滞可以分为神经末梢浸润、周围神经阻滞和神经丛阻滞、椎管内阻滞等。治疗时可以遵循从末梢到周围再到中枢的顺序进行。某些高危部位的神经阻滞需要在超声等影像学引导下进行，比如胸椎旁神经阻滞术、脊神经根阻滞术等。

随着慢性创伤后疼痛时间的延长，神经阻滞治疗的效果可能不佳或者短期有效后容易复发。此时，可以考虑对导致慢性神经痛的神经进行射频消融术。近年来，高电压长时程的脉冲射频消融术逐步发展起来，使得射频消融术不再局限于单一的高温毁损治疗。

脉冲射频本质上是一种神经调控技术，它不会造成神经的破坏，而是对受损神经进行调理。这种治疗方法避免了治疗可能导致的难以忍受的麻木、异常感觉甚至是运动损伤。它更像是对受损神经的调理而不是再次破坏，是一种非常适合慢性创伤后疼痛的微创介入治疗。

另外一种备受推崇的神经调控技术是脊髓电刺激疗法。脊髓电刺激本质上也是属于对受损神经进行调理的微创介入技术。它并不损伤神经本身，而是将电极植入脊髓附近，通过发放特殊电信号，对受损的神经进行适度刺激，从而缓解疼痛。许多接受脊髓电刺激疗法的患者说："我平时疼得最厉害的部位，现在都被一种麻酥酥的感觉覆盖了，反而感觉不到疼痛了。"这实际上就是脊髓电刺激疗法的镇痛原理所在。部分患者植入临时电极 1~2 周，就可以起到治疗作用，口服药物可以逐步减量甚至完全停药。少部分患者需要植入永久性电极，通过持续性的脊髓电刺激来缓解疼痛。然而，在临床中仍有极少数患者，上述方法均无效或者效果不理想。对于这些患者，可以尝试应用鞘内药物输注系统。

这种治疗方法通过将一个可以输注吗啡的电子泵和特制管道植入人体内，持续性地向脑脊液内泵注吗啡。脑脊液内使用吗啡，较少剂量既可达到口服大剂量吗啡的效果，又可以最大程度减少口服吗啡导致的一系列并发症，因此鞘内药物输注系统可以帮助治疗顽固性神经病理性疼痛。

总之，对于慢性创伤后疼痛的治疗来说，根本原则就是早期充分镇痛。一旦出现神经病理性疼痛症状，也不要丧失信心，尽早到疼痛科进行专业的评估与治疗。根据病程的不同阶段和患者的具体情况，有针对性地选择经皮神经电刺激疗法、神经阻滞、神经射频、脊髓电刺激疗法乃至鞘内药物输注系统等治疗方法，达到满意的疼痛康复目的是完全有可能的。

九 癌性疼痛
——生命不可承受之痛

曾经有一位晚期癌性疼痛的患者，说过这样一段话：我并不是死于癌症，我是被活活痛死的！可见疼痛对晚期癌症患者，是怎样的一种折磨。于娟在《此生未完成》中这样形容她所经受的痛苦：痛得纹丝不能动，甚至身体容不得一点触碰；清扫工拖把碰到床脚引起轻微振动，我都会因癌性疼痛而晕死过去；很痛，但却没有哭，不是因为坚强，而是痛得想不起哭，只能用尽全力顶着。

据统计，癌性疼痛是中晚期癌症患者中普遍存在的问题。全球每天有数以千万计的人经历着癌性疼痛的煎熬。据 WHO 统计，全世界每年新发生的癌症患者有 700 多万，其中 30%～50% 的患者伴有程度不同的疼痛。遗憾的是，约有 20% 的癌症患者最终在疼痛中离世。国内调查资料表明，在综合医院和专科医院的各期癌症患者中，伴有疼痛的患者占 51.1%。其中，仅有 41% 的患者疼痛得到有效缓解，而晚期癌性疼痛患者中仅有 25% 得到有效缓解。这种生命不可承受之痛，究竟是怎样的？如何避免不必要的癌性疼痛，提高患者的生活质量呢？

WHO 将癌症患者的疼痛大致划分为四类：肿瘤直接侵犯导致的疼痛、抗肿瘤治疗引发的疼痛、与肿瘤间接相关的疼痛以及与肿瘤或治疗无关的疼痛。癌症晚期患者常合并多种类型的疼痛。

癌性疼痛是 ICD 编码中慢性疼痛七大类中的一种，具有一些特殊的痛觉体验特点。许多癌性疼痛同时存在基线痛和暴发痛。基线痛是持续存在的慢性疼痛，而暴发痛则是在其基础上，由于某些特殊原因（比如身体姿势改变等）引起的突然发作的剧烈疼痛。

癌性疼痛的最基本且保守的治疗方法就是药物综合治疗。这一治疗遵循 WHO 的三阶梯镇痛原则。

第一，按阶梯用药。治疗轻度疼痛的药物：非甾体抗炎药（如布洛芬等）；治疗中度疼痛的药物：多属于弱效吗啡类（比如可待因等）；治疗重度疼痛的药物：主要是强效吗啡类（如吗啡、羟考酮等）。

第二，按时给药（不管是否疼痛，到时间就规律服药，确保药物在有效作用时间内规律服用），而非按需给药（"何时痛就何时吃"）。

第三，个体化给药，考虑到患者的个体差异，阿片类药物应从小剂量开始，逐步调整到既能有效缓解疼痛，又能将不良反应降至最低的理想剂量。

此外，首选口服用药也是一条重要原则。只要患者可以正常进食，就应优先选择口服药为主要的镇痛途径。有些患者甚至医生对此存在误解，为了省事而选择静脉给药或透皮贴剂给药，这其实是不科学的。静脉给药虽然起效迅速，但患者出院后无法继续使用；透皮贴剂每贴使用 72 小时，如果中间需要调整剂量，只能等到 3 天后才能够增减，十分不便。

那么，癌性疼痛患者应该何时前往疼痛科就诊呢？经过规范的三阶梯镇痛治疗，约 70% 的癌性疼痛患者可以得到有效控制。然而，仍有约 30% 的患者，三阶梯镇痛治疗无法有效缓解疼痛，或者虽然能够应用大剂量阿片类药物缓解疼痛，但由此产生的不良反应让患者无法耐受。这种难治性癌痛便需要疼痛科的特色治疗介入。

最简单的入门级治疗是患者自控镇痛（patient controlled analgesia，PCA）。它通过一个可调节输注参数的电子泵，将吗啡类药物通过静脉、皮下等方式输入人体内。患者还可以通过一个特殊按键，根据自己的需要来自主控制给药，实现了一定程度的自我控制，使镇痛更加个性化，但这种给药方式往往只能在住院时使用。

针对不同类型的癌性疼痛，疼痛科还提供了一些特色的微创介入技术。许多恶性肿瘤会侵犯身体的内脏神经，导致癌性内脏痛，比如胰腺癌侵犯腹腔神经丛引起的上腹部剧痛、妇产科恶性肿瘤侵犯上腹下神经丛引起的下腹部剧痛、癌肿侵犯奇神经节引起的剧烈会阴区疼痛等。

对于这类内脏神经痛，疼痛科可以采用化学药物毁损和物理射频毁损的方式，阻断内脏神经的疼痛传导，从而减轻癌性内脏痛的剧烈程度。有些肿瘤转移后会侵犯骨骼，引发剧烈的骨转移癌痛，比如肿瘤侵犯脊柱可引起癌性压缩骨折，通过骨水泥植入的方式，可以在一定程度上恢复脊柱的正常结构，从而缓解疼痛。

对于上述方法都难以控制的难治性癌痛，可以应用鞘内药物输注系统进行治疗：半植入方式价格相对较低，但舒适度差、感染风险较高；全植入方式舒适方便，但价格昂贵、难以普及。

让生命带着安宁与尊重告别，是患者的正当诉求与基本人权。癌性疼痛是一种疾病，每一位肿瘤患者及家属都应充分了解这一点。忍一忍是解决不了问题的，请及时、尽早地就诊治疗。希望大众能够了解癌性疼痛的真相，减少疼痛的发生，消除对该疾病的忽视和误解。愿世间每一个人少受些痛苦，多些欢乐与安宁！

镇痛药种类繁多，怎么选择有门道

一提到治疗疼痛，多数人首先想到的就是吃一粒镇痛药。疼了吃一粒，不疼就不吃，一粒不行吃两粒。那么，怎么镇痛才科学呢？

当身体出现疼痛时，一定要遵循先诊断后治疗的大原则。要及时到疼痛科来就诊，让专业的疼痛科医生进行诊断。医生会判断您的疼痛是症状还是疾病，是急性疼痛还是慢性疼痛，以及疼痛的具体原因，是否需要拍片或抽血检查，并最终给出诊断。因此，我们还是建议您，在身体出现疼痛时，及时就诊，不要自己盲目乱吃镇痛药。

老王腰痛得厉害，来到疼痛科就诊后，被诊断为腰椎间盘突出症。看到疼痛科门口的各种科普宣传，老王特别希望医生赶紧给自己打上一针，快点缓解腰痛。然而，医生却先给老王开了镇痛药，并给出了几条康复建议。这让老王很不理解，放着那么多疼痛科绝活不用，为什么要先开镇痛药呢？

其实，药物综合治疗是疼痛治疗最基础也是最常用的治疗方法之一。约有 70% 的患者单纯依靠药物即可解除病痛。而且，专科治专病，就像心内科医生对心血管药物最了解一样，疼痛科医生对于疼痛专科药物的了解与应用，也是相对最专业的。对各种疼痛治疗药物的综合应用，是疼痛科医生的基本功，也是最基础的拿手绝活。因此，在疼痛科就诊的患者中，有很多仅仅依靠药物治疗，配合一定的疼痛康复训练，就能够得到比较好的效果，并不是所有来疼痛科就诊的患者，都必须接受各种复杂的治疗。但是，俗话讲"是药三分毒"，所有的药物都会有副作用。那么，不同镇痛药的副作用都有哪些？我们如何才能尽可能发挥药物的镇痛效果，同时尽量减少药物的不良反应？

我们在药店就可以买到的布洛芬缓释胶囊等，都属于非甾体抗炎药（nonsteroidal anti-inflammatory drug，NSAID），又称为解热镇痛药。我们日常患感冒用于退烧的，也是这类药物。这类药物如果长期大量服用，很容易引起消化道出血、胃溃疡、肝肾功能受损等不良反应。而且，这类药物具有"封顶效应"，即服药量到了一定剂量后，镇痛作用不会再明显增加，但副作用却会逐步增大。因此，并不是吃得越多镇痛效果越好。所以，镇痛药可不简单，虽然很容易买到，但最好还是在疼痛科专家指导下用好、用对。

很多患者一听到阿片类药物，就想到了鸦片、毒品、上瘾等可怕的词汇。严格来说，鸦片也是阿片另一种音译，但作为一种镇痛药，阿片类药物对于我们老百姓并不陌生，如止咳药水里的可待因、注射用的哌替啶、口服用的吗啡等等。这类药物作用于中枢神经系统，如大脑和脊髓。有些作用比较弱，比如可待因；有些作用比较强，比如吗啡等。

这类药物基本都是处方药，不仅在药店买不到，即使在医院里也属于重点管制药品。目前，阿片类药物多用于治疗癌性疼痛，但也用于一些疼痛比较剧烈的非癌痛疾病。然而，很多患者一看到医生给开阿片类药物，往往担心成瘾问题。他们害怕自己疼痛缓解了，却成了瘾君子，所以宁可忍受剧烈的疼痛，也不敢使用。

其实，只要在疼痛科医生的指导下科学使用，对于普通镇痛药难以缓解的剧烈疼痛，短期小剂量应用该药，是完全可以的，也是必要的，患者不用过于担心成瘾问题。很多恶性肿瘤患者，往往合并非常严重的剧烈疼痛，比如胰腺癌导致的腰背疼痛、卵巢癌导致的盆腔疼痛等，这些疼痛严重影响到癌症患者的生存质量。因此，他们更需要在疼痛科医生指导下，科学使用阿片类药物来缓解癌性疼痛。

识别患者阿片类药物过量的迹象：①呼吸抑制或呼吸暂停；②发绀或皮肤湿冷；③反应迟钝、身体瘫软（肌张力降低）；④心动过缓或心脏停搏。

还有一类药物，在疼痛科日常使用中，常常闹出不小的误会。比如老王最近就有点心里不痛快。老王前阵子得了带状疱疹，胸前的疹子瘙痒难耐而且伴随着火烧火燎的感觉，衣服接触到皮肤都会痛得大汗淋漓。来疼痛科就诊后，医生给他开了一种胶囊。老王吃了几天后，症状明显减轻，再也不用小心翼翼地拎着衣服来回走了。然而，老王看了说明书后却急了，他气急败坏地来到疼痛门诊，质问医生："我是真的疼，不是心理作用，你为啥给我开这个治疗抑郁症的药，是不是说我有神经病呀！"

医生耐心地解释道：这个药物，虽然也可以治疗抑郁症，但它也有治疗神经痛的作用，就像镇痛药既可以退烧，也可以治疗疼痛一样，并不是说您有心理问题。您看，您吃了之后，疼痛不是明显减轻了吗？其实老王提出的问题，临床中很多患者都曾经问过。这类同时能够治疗心理疾病和疼痛疾病的药物有很多，往往对于带状疱疹后神经痛、三叉神经痛、糖尿病神经病变等，都有很好的治疗效果。每一种治疗疼痛药物都有独特的适应证和不良反应。用好了事半功倍，用不好则可能后患无穷。因此，吃镇痛药也有大学问。如果您得了慢性疼痛，还是及时到疼痛科来就诊，在疼痛科医生指导下，科学合理地服用镇痛药，才是真正对自己负责的表现。

二 注射治疗打得准，咱有哪些"瞄准镜"

在疼痛科就诊的患者中，常有患者一进门就说："医生，我太疼了，快给我打一针封闭吧？"其实，老百姓口中的"打封闭"，就是"药物注射治疗"。打封闭最早源于战场：医生将局部麻醉药注射到士兵剧烈伤痛的部位，以达到暂时的镇痛效果。

后来，"打封闭"在20世纪50、60年代被引入中国，特别是在广大农村地区，很多赤脚医生都掌握了这项技术，遇到疼痛患者，采取"哪疼打哪"的方法，使很多农民的疼痛得到了暂时缓解。在当时，这对于快速恢复社会生产力，起到了一定的积极作用，尤其是在医疗条件有限的背景下，这项技术迅速在全国流行开来，至今仍常被提及。但严格来说，这个沿用至今的民间说法，并不能准确地描述"药物注射治疗技术"。

药物注射治疗，是通过一定的方法，将疼痛治疗药物精确注射到病变部位，以达到治疗效果。病变部位包括软组织局部、关节或者是神经。注射到关节腔，即关节腔注射治疗；注射到疼痛的局部软组织，即局部痛点注射；注射到具体的病变神经，可称为某某神经阻滞，以此类推。但是，我们如何确保能够精确地把药物注射到设定的目标部位呢？

想象一下，在战场上，配备瞄准镜的狙击步枪打得最准，原因在于其瞄准精确。如果我们把造成疼痛的病变部位比作靶子，把治疗疼痛的方法比作步枪，那么，是否有一种"瞄准镜"，能让我们的各种疼痛治疗，也能够精确地命中病变部位，达到良好的治疗效果呢？

早期枪支射击的准确性全凭手感，很多时候更像是凭运气。在我们早期的疼痛治疗中也是如此，由于条件有限，很多时候疼痛科医生都是所谓的"盲打"，通过触摸身体表面的标志，凭感觉和经验进行穿刺。

这种治疗的效果基本取决于医生的经验，所以那时候很多患者像追星一样信任经验丰富的老专家。随着现代医学的发展，特别是外科微创技术以及影像学的飞跃，各种先进的"瞄准镜"层出不穷，成为了疼痛治疗中必备的利器。下面就为您介绍几种。

（一）神经刺激仪

神经刺激仪利用一根尾部有导线的特殊针，连接可以发放电流的仪器。在穿刺过程中，针的前端会释放一定强度和频率的电流。当针头离目标神经达到一定距离时，电流就会刺激到神经，神经受到刺激后，引起其支配的肌肉收缩。当我们观察到这种肌肉收缩时，就知道针头已到达预定位置，可以注射药物了。由于需要电流刺激到具体的目标神经，因此这种"瞄准镜"常用于各种神经阻滞技术。然而，它的缺点是在进针过程中仍然看不到周围的重要组织、血管和脏器，存在损伤它们的风险。

（二）移动式 C 形臂 X 射线机

C 形臂 X 射线机的原理与做胸部 X 射线相同，只不过它有一个巨大的"C"形手臂，且自带滑轮可以在手术室内移动。因此，我们称之为移动式 C 形臂 X 射线机。

它的手臂可以根据需要随时调整位置，在手术进程中实时拍照显影，精确地显示出穿刺针在骨骼中的位置。这种图像精确如同 X 射线，对图像的解读也很容易标准化，且可以根据需要留存。疼痛科常用 C 形臂 X 射线机作为导航，进行诸如头面部疼痛治疗、颈胸腰椎疼痛治疗、脊髓电刺激疗法、鞘内药物输注系统等精准注射治疗以及微创介入手术治疗。它的优点是辐射剂量小、感染风险低、占地面积小、便于移动等。但缺点是，对医患双方都有一定的辐射损伤，且透视次数越多，损伤的可能性越大。此外，X射线虽然能清晰显示骨骼系统，但对软组织、肌腱以及重要血管等结构无法清晰显影，因此在穿刺过程中仍存在损伤风险。

（三）滑轨式术中CT机

当患者做了X射线检查后，医生怀疑某个部位有问题，常常建议患者再做一个同部位的CT，进一步明确诊断。CT胶片常常是很多小图片集合在一起组成的，且都是一层又一层的横断面影像。与X射线不同的是，很多重要血管和脏器在CT上都会显示得清清楚楚。因此，当疼痛治疗目标邻近一些重要的大血管（如主动脉，腔静脉）、中枢神经系统（如大脑和脊髓）、重要的脏器（如肺脏）时，医生一般会选择在CT引导下进行疼痛治疗，如治疗癌性疼痛的腹腔神经丛毁损术、治疗胸部带状疱疹的胸交感神经射频术等。然而，它的辐射剂量要比X射线引导下增加了不少。因此，疼痛科医生一般会权衡使用CT的利与弊，谨慎选择。

（四）便携式超声仪

大家平时看病或体检时常说的"B超"，其实就是超声的一种。只不过我们在超声科使用的是价格相对昂贵的台式超声仪，主要用于疾病的辅助诊断。而近年来逐步兴起的超声引导下疼痛治疗技术，则使用的是价格相对低廉的便携式超声仪，主要用于各种疼痛治疗的实时辅助引导。

便携式超声仪体型较小，可用于门诊疼痛治疗，且在疼痛科的应用日趋广泛，被誉为疼痛科医生的"第三只眼"。超声仪释放的是超声波，它没有X射线辐射，且移动方便、操作简便。更可贵的是，它可以做到实时引导。所谓实时，即超声仪可以自始至终处于工作状态，实时显影目标组织和针的行进路线，而无需担忧辐射问题。而

X 射线和 CT 机是间断的显影，在两次显影中间，针的行进路线无法被监控到。因此，它的优点就是没有辐射、实时显影、全程可视，这大大提高了疼痛治疗的安全性，减少了并发症的发生，并减轻了患者的痛苦。当然，它也有自己的缺点，即高度依赖操作医生的使用经验。同时，在很多目标组织位置深、周围结构复杂的疼痛治疗操作中，其最终精度和准确度，与 X 射线和 CT 相比尚有一定差距。

不过，目前在很多疼痛治疗中，我们往往采用双重定位方法。例如，我们会应用超声仪来实时引导穿刺全过程，在最终需要精确确认目标靶点时，再最低限度地应用 X 射线或者 CT 来精准确认，最后实施治疗。双重定位方法可以尽可能保证疼痛治疗的安全性和精准性。

注射治疗和射频消融术的禁忌证：患者最近全身（如感冒等）或局部的感染；患者如果服用止血抗凝药物（如阿司匹林、氯吡格雷等），务必如实告知医生，切勿隐瞒，以免造成严重后果。

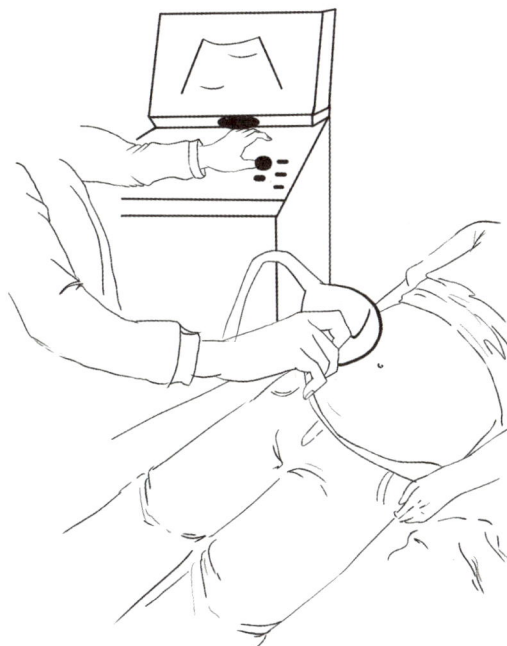

超声引导下疼痛治疗

三 除痛利器，射频消融术

有些患者经过标准疗程的疼痛注射治疗后，疼痛确实得到了一定程度的缓解，但效果不持久。有的患者在治疗刚结束的前几天效果好，随后逐渐减弱；有的患者一个疗程结束后，疼痛的症状与程度会再度加剧。

根据疼痛治疗指南，注射治疗并非不限次数、不限疗程，无法像口服药一样持续较长时间发挥作用。这时候，射频治疗仪便派上了用场。

慢性疼痛的射频消融术是近年逐步发展起来的疼痛治疗新技术。这种技术主要是通过专用设备和穿刺针发出特殊的无线电波，将引起疼痛的局部组织，置于无线电波形成的电场中，以达到治疗疼痛疾病的目的。通俗地讲，药物注射治疗是将引起疼痛的局部组织，浸泡在药物形成的生物化学环境中，从而起到治疗作用；而射频消融术则是通过把目标组织置于射频仪器及射频针形成的物理电场空间来实现治疗目的。

无论是注射治疗还是射频消融术，早期的也是最常见的靶点是神经。我们能够感知疼痛，是由于神经系统对疼痛信号的传导。然而，随着疼痛医学及疼痛治疗技术的发展，治疗目标靶点逐渐扩展到其他疼痛致病因素，如肌肉、软组织、椎间盘、关节等，这些都可以成为射频技术的治疗目标组织。

除了场效应，射频消融术还有一种经典的热效应，即产生局部高温，导致目标组织凝固破坏，从而起到持久的治疗效果。射频消融术常常比注射治疗作用时间更持久一些。但有一利必有一弊，特别是当治疗目标是神经时，这种热效应可能会产生不良反应。神经系统不仅具有感觉功能，还具有运动功能，可以支配肌肉、关节进行运动。如果运动神经在热凝固效应下受损，运动功能也会受损，导致患者活动能力下降。此外，我们的感觉不仅包括痛觉，还包括触觉、温度觉等，这解释了为什么有些患者做完射频消融术后，虽然疼痛明显减轻，但相应区域却出现麻木感，对触碰的感觉变得迟钝。因此，近些年来，各种低温射频消融术应用越来越广泛，如低温等离子射频、低温脉冲射频模式等，逐渐成为主流的射频消融术。此外，在射频穿刺过程中，也可使用注射治疗中提到的各种引导技术，这进一步提高了射频消融术的精确性、安全性和有效性。

所以，当您接受注射治疗效果不持久，或者疼痛非常剧烈严重影响日常生活时，请勿灰心。疼痛科医生会考虑为您进行射频消融术。通常，如果我们考虑使用标准模式的热效应来治疗疼痛，往往会在治疗前先进行实验性的药物注射治疗来判断效果。如果注射治疗有效，才会考虑进行标准模式的热凝治疗。医生会提前告知热凝治疗可能出现的局部麻木、活动能力下降等并发症，患者应做好心理准备。

射频治疗过程

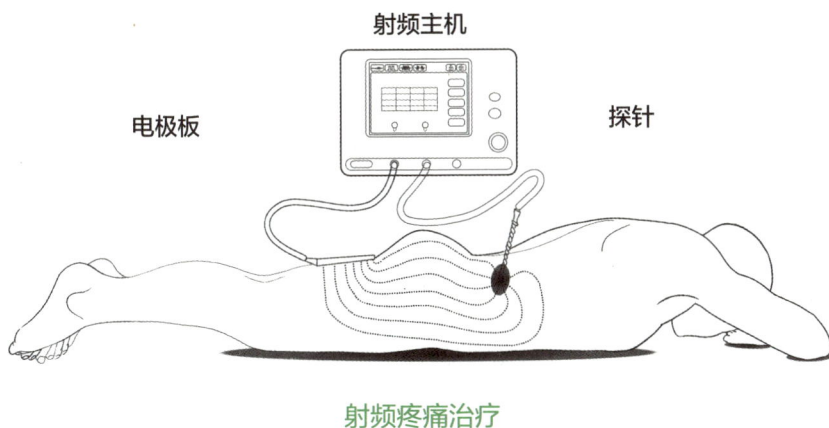

射频主机

电极板　　　　　　　　　　　　　　探针

射频疼痛治疗

四 臭氧，治疗疼痛的神奇气体

雨后清晨的公园，空气中弥漫着一股清新的气味，这种气味就是臭氧。当闪电击中空气时，会将部分氧气转化为臭氧，虽含量微量，但那种独特的气味足以沁人心脾。人类还根据这一原理，发明了臭氧机，用于人工合成臭氧。

为什么我们将这种具有清新气味的气体称为臭氧呢？因为，雨后产生的臭氧很微量，而高浓度的臭氧却具有刺鼻的臭味，并具有一定的腐蚀性。当我们的皮肤黏膜直接接触到高浓度的臭氧时，还可能引发化学性损伤。

那么，这样一个特殊的气体，与疼痛治疗有何关联呢？

臭氧（O_3）是一种不稳定的刺激性气体，由三个氧原子组成，因此也常被简称为三氧。它之所以具有强烈的刺激性，是因为其具备极强的氧化性。在疼痛治疗中，恰恰利用的就是它的氧化性。引起疼痛的一个重要原因是多种因素导致的局部炎性反应，这进而引起局部组织的缺血缺氧，导致一系列的生物化学反应，最终导致慢性疼痛的发生。

当我们将特定浓度的臭氧注射到病变组织后，可以改善炎性反应，缓解局部的缺血、缺氧状态，并起到一定程度的免疫调节作用，从而通过多种途径间接地缓解局部疼痛。常用的臭氧局部注射部位包括皮下、肌肉、软组织、关节腔以及神经周围等。

单独注射臭氧可能因其刺激性而导致注射部位的不适感，因此我们常常会将其与药物注射治疗结合使用。在注射完消炎镇痛液体后，再补充注射适量的臭氧，能起到 1+1>2 的作用。特别是经过多次注射治疗后，治疗效果不理想时，及时辅助局部臭氧注射，往往能起到事半功倍的效果。

对于因椎间盘突出导致的颈肩腰背痛，我们还可以将臭氧注射到椎间盘内部。一方面，臭氧可以导致椎间盘相关组织脱水，使病变的椎间盘部分缩小，从而减轻对神经的压迫；另一方面，臭氧还可以有效改善椎间盘及受累神经局部的炎性反应，实现双重镇痛效果。除了局部注射臭氧外，还可以采取臭氧自体血回输治疗。

简单来说，就是运用特殊的仪器设备，从患者体内抽出一定容量的血液（如 100 毫升），将其与一定浓度的臭氧混合处理后，再回输到患者体内，以达到治疗慢性疼痛的良好效果。虽然这种治疗的具体机制尚未完全明确，但总体而言，它利用臭氧的氧化作用，在全身系统内改善由疼痛引起的全身炎性反应、整体免疫力下降以及组织缺血缺氧等问题。

对于疼痛部位几乎遍及全身多个肌肉、关节、软组织等的患者，由于难以进行如此多个部位的注射治疗，此时自体血回输治疗可能会起到意想不到的治疗效果。例如，对于一些自身免疫性疾病导致的全身多发疼痛，包括类风湿关节炎、强直性脊柱炎、肌纤维疼痛综合征等，这些疼痛应用常规的注射治疗、射频消融术会因病变部位太多太分散而难以实施。此时，进行臭氧自体血回输治疗，可以为疼痛治疗增添一个新的选择。

当然，与任何治疗方法一样，臭氧治疗也存在并发症。过敏是相对较为常见的并发症，有时注射后局部会出现皮疹，但经过简单观察和对症治疗可以缓解。如果您患有甲状腺功能亢进症（甲亢）或者葡萄糖 -6- 磷酸脱氢酶缺乏症，就不适合做臭氧治疗了，请务必及时告知医生，以免发生严重的并发症。

五 再生治疗新技术，试试富血小板血浆治疗

　　提及再生治疗，干细胞治疗在医疗美容和临床治疗中均得到了日益广泛的应用。那么，我们这里要讨论的富血小板血浆治疗，又是一种怎样的疗法呢？

　　富血小板血浆（platelet rich plasma，PRP）治疗，是抽取患者一定量的自体血，通过离心机的离心作用，从血液中提取出浓缩的血小板。由于这种离心后的血浆中富含血小板，因此称为富血小板血浆。当然，该治疗所利用的并不仅是高浓度的血小板，此血浆中还同时富含多种生物活性蛋白。

　　那么，这些生物活性蛋白都有哪些作用呢？这要从富血小板血浆治疗的早期应用说起。实际上，这项技术最初是用于医学美容领域。科学研究发现，将这种富含血小板的血浆注射到局部（如面部），可以促进衰老细胞的清除、新生细胞的增殖，加速组织的新陈代谢，从而促进局部组织的再生，达到美容美颜的效果。

　　随着研究深入，人们发现它不仅可以用于美容，还可以促进病损组织的修复、加速坏死组织的清除、促进新生细胞的增殖，从而推动病变组织的再生和愈合。疼痛是一种与组织损伤或者潜在组织损伤相关的不愉快体验。因此，当我们将富含血小板的血浆注射到受损的疼痛部位后，可以充分发挥其抑制炎症反应、促进组织修复愈合以及促进坏死组织清除的作用，从病因层面治疗慢性疼痛疾病。

　　富血小板血浆治疗的最大优势在于其制备过程。它是通过严格提纯患者自身血液而得到的具有治疗效果的成分，并采用严格无菌的技术再回注入患者自身的病变组织。由于它来源于自身并应用于自身，

因此无排异反应、过敏反应等不良反应。同时，其制作过程相对简单，临床应用安全可靠。

例如，许多老年人因膝关节疼痛就诊，确诊为骨性关节炎。这是一种老年退化性疾病，主要是关节软骨在长期使用中逐渐退化磨损所致。在疼痛科，许多患者采用富血小板血浆治疗，将富血小板血浆注射到老化的膝关节内，患者的疼痛症状得到了显著改善。

此外，对于一些由肌肉软组织损伤导致的慢性疼痛，如肩周炎、肱骨外上髁炎（网球肘）、腱鞘炎等，在经过系统的保守治疗和注射治疗后效果仍不理想时，应用富血小板血浆治疗，往往能够取得意想不到的治疗效果。

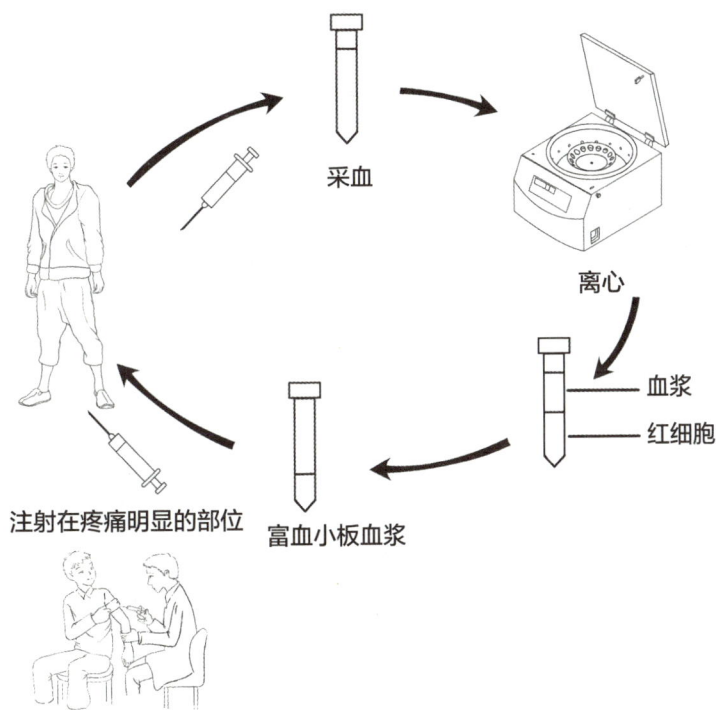

富血小板血浆治疗

六

治疗神经痛有大招，
详解脊髓电刺激疗法

老王患上带状疱疹后神经痛，先后经历了吃药、打针、射频等多种治疗方法，但疼痛总是短暂缓解后又复发，让他苦不堪言，甚至绝望地问：我这病是不是没治了？然而，最近他听说有位情况相似的病友，接受脊髓电刺激疗法后，疼痛明显好转，这让老王的心中再次燃起了希望。他赶紧来到疼痛科咨询：到底什么是脊髓电刺激疗法（spinal cord stimulation，SCS）呢？

疼痛是通过神经传递电信号来感知的，这种电信号是一级一级传递的。如果把外周神经比作树枝，那么脊髓就如同树干。脊髓电刺激疗法的治疗靶点，就位于这个"树干"上。脊髓被"脊柱"这一骨性结构所包绕，脊柱内部的椎管里藏着的就是我们的"树干"——"脊髓"。

在治疗过程中，我们会将电极通过椎管放入导致疼痛的脊髓节段，并通过一个装置发放电信号。这个电信号作用于脊髓后，会使之前疼痛的区域产生一阵阵轻微的麻酥酥感。神奇的是，这种麻酥酥的感觉会逐步替代疼痛的感觉，使患者逐步感觉到目标区域的疼痛感在减轻。而且，这种疼痛感的减轻很多时候并非暂时的，大约有 50% 的患者可以得到明显且持久的缓解。

那么，其中的原因到底是什么呢？这就不得不提到脊髓电刺激疗法的理论基础——1965 年提出的闸门控制理论。这个理论认为，身体的感觉，包括痛觉、触觉等不同的体验，它们是通过不同的神经网络来传导的。在脊髓的某个节段存在着类似闸门这样的结构单位。这些感觉信息就像我们传输信息的网络电缆，在通过闸门的过程中，痛觉和触觉等其他感觉会存在竞争。当我们人为地通过电刺激在脊髓产生可耐受的触觉时，根据竞争效应，同一时间通过闸门传导的疼痛感觉就会减少，从而让我们觉得疼痛得到了明显缓解。

目前，这项技术越来越多地应用于慢性疼痛的治疗，特别是各种难治性神经痛。它可以作为其他治疗方法效果不佳时的备选方案。当然，也有很多医生在探索早期应用这项技术所带来的益处。

脊髓电刺激疗法通常分为测试期和植入期两期进行。在测试期，一般我们会先植入圆柱状的测试电极，这些电极外观上看就像两条细细的电缆。它们会通过脊柱硬膜外通道植入脊髓表面的目标区域，然后释放测试电信号。如果患者觉得产生的麻、胀、轻微刺痛等神经感觉与平时疼痛发作的部位相吻合，那么经过一段时间的观察，医生就会考虑给患者植入永久性电极，并且将可以释放电信号的脉冲发生器植入人体内，从而起到长期治疗的作用。

有意思的是，在临床治疗中我们发现，部分患者仅仅是放入了测试电极一段时间，即使并没有植入永久电极，原先的疼痛也会有明显减轻。这就是我们现在比较常用的一种脊髓电刺激疗法：短时程刺激治疗模式。有证据表明，这对于治疗一些早期的神经痛效果良好。

总的说来，脊髓电刺激疗法是一种用电信号调节神经系统来改善疼痛的治疗方法。对于各种慢性神经痛，特别是应用常规的药物治疗、神经阻滞或者射频消融术效果不佳的神经痛，可以尝试使用脊髓电刺激疗法，比如带状疱疹后神经痛、慢性腰椎术后疼痛、糖尿病神经病变以及各种化学物理因素导致的神经损伤等。有证据表明，对于常规治疗无效的慢性疼痛患者，在充分考虑适应证和禁忌证的前提下，越早采用脊髓电刺激疗法，患者获益越大。该疗法效果显著，现在每年全球植入脊髓刺激器的患者数量已超过10万例。

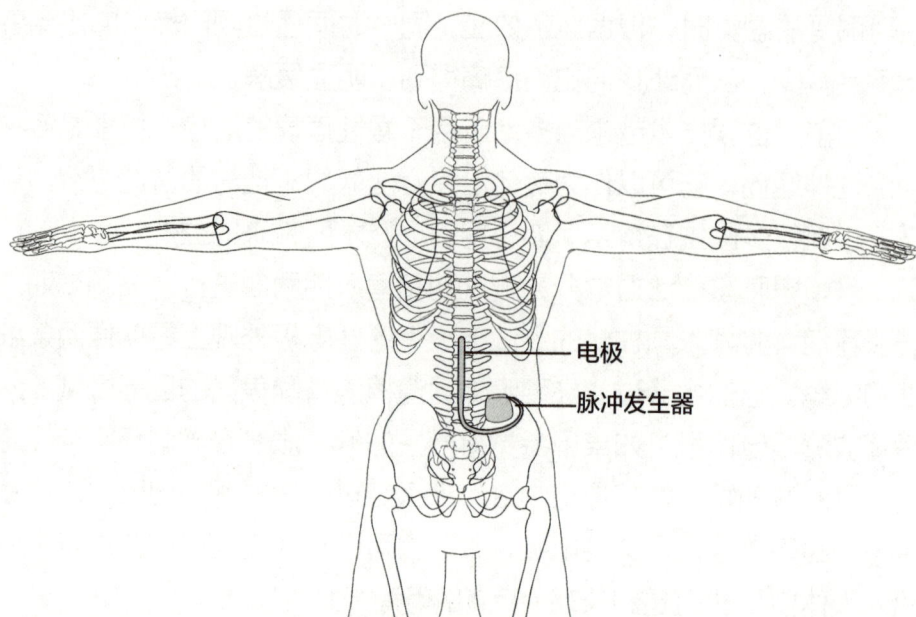

电极

脉冲发生器

脊髓电刺激疗法

七 难治性癌痛的克星，鞘内药物输注系统

　　小刘的母亲处于胰腺癌晚期，目前最困扰患者及其家人的问题，是难以控制的上腹部及后背部的剧烈疼痛。这种持续性的剧痛，几乎无时无刻不在折磨着患者的身心，使她整夜无法入睡。更糟糕的是，不时还会突发剧烈的疼痛，连翻身这个动作都让她感到恐惧。尽管医生开具了吗啡缓释片和吗啡速释片，服用后疼痛有所缓解，但随着吗啡用量的增加，镇痛效果却越来越不理想；同时恶心呕吐、便秘等吗啡的副作用也日益严重，到了患者无法忍受的地步。面对这样的困境，患者全家一时间陷入了两难境地。幸运的是，肝胆科及时请到了疼痛科前来会诊。经过评估，疼痛科医生告知小刘，患者可以诊断为难治性癌痛，常规的三阶梯治疗已经难以缓解患者疼痛，建议应用鞘内药物输注系统，彻底缓解患者的重度疼痛。

　　WHO 在全球广泛推广的癌性疼痛三阶梯镇痛治疗，可使绝大部分癌性疼痛患者的疼痛得到有效缓解；但仍有 10%～20% 的癌性疼痛患者通过常规的三阶梯药物治疗效果不佳，或者虽然有效但是患者无法耐受吗啡类药物的诸多不良反应。遇到这种情况，最好请疼痛科及时进行会诊评估，以确定是否可以诊断为难治性癌痛，以及具体属于哪一种类型的难治性癌痛，然后有针对性地确定下一步的治疗方案。

　　上述病例中提到的就是应用了鞘内药物输注系统（intrathecal drug delivery system，IDDS）。简单来说，该手术的原理是将特殊的管道通过微创外科手术植入腰椎内的蛛网膜下腔，这个腔隙中充满了脑脊液，并与大脑中的脑脊液相通。然后，利用电子泵将液体吗啡或者其他镇痛药，通过先前植入的管道，自动精确注射进入脑脊液中，进

而直接作用于能够感知疼痛的中枢神经系统，从而起到镇痛效果。

那么，这种方式的优点在哪里呢？科学研究证实，通过这种方式注入吗啡的剂量，与口服药物剂量相比，大约是 1：300。更通俗地说，就是通过蛛网膜下腔导管向脑脊液注入 1 毫克的吗啡，其镇痛效果等同于口服近 300 毫克的吗啡剂量，这个数字相当惊人。当然，这个比例因人而异，但即便如此，我们也可以直观地看到，这种给药方式在达到同样镇痛效果时，使用的吗啡剂量确实比口服和静脉要少很多，自然由此引起的药物并发症及不良反应，也会相应减少。

目前用于鞘内药物输注的装置有两种：全植入式和半植入式。全植入式是将整个输注装置都植入进体内，特别是最关键的组成部分——输注泵本身。这种方式的优点是便利性好，体外不连通任何外置装置，不影响患者的日常生活，如洗澡等；更重要的是减少了感染机会，适宜长时间使用；但缺点是价格非常昂贵。半植入式是导管联结一个输液港植入体内，泵体装置在体外，通过导管和蝶形针连通输液港。这种方式的优点是价格适中、性价比高；但缺点是患者便利性稍差，需要随身佩戴电子泵，日常生活多有不便，特别是洗澡不方便，而且造成感染的风险高于全植入式，因此不适宜长时间使用。总之，鞘内药物输注系统通过小剂量吗啡即可产生最大化镇痛效应，大大提高了患者的生存质量，是晚期癌性疼痛的终极"武器"。

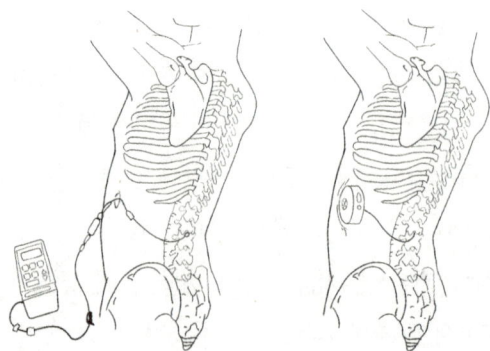

鞘内药物输注系统

八 椎间盘突出治疗的福音，脊柱内镜技术

　　许多有颈椎病或者腰椎间盘突出的患者，在骨科、神经外科、疼痛科就诊时，常被告知需要做一种微创手术。然而，手术名称却五花八门，如椎间孔镜手术、大通道椎间孔镜手术、单侧双通道内镜手术等。患者往往不清楚自己是否应该接受这类手术、这些手术之间有什么区别、这些手术风险是不是很高等。

　　许多患者的颈肩腰背痛都是由脊柱相关结构异常引起，这类疼痛统称为脊柱源性疼痛。其中，椎间盘病变、椎管狭窄等致病因素较为常见。若早期保守治疗无效，通常会考虑开放性手术，即俗称的"开大刀、切大口"。这类手术损伤大、恢复慢，但随着微创手术的不断进步，正逐渐被各类脊柱内镜微创手术所取代。

　　以治疗椎间盘突出症为例，早期会采用单通道内镜技术。该技术将通道放置在椎间孔附近，内镜从单通道中进入，切除突出的椎间盘，这类手术也被称为椎间孔镜技术。随着技术的不断发展，后来又出现了可以处理更复杂脊柱结构的双通道技术，如单侧双通道脊柱内镜技术。这些手术之间的适应证并不完全相同，可以处理的病变位置、技术的复杂程度也有所差异。因此，需要根据患者的病变位置、病情严重程度进行专业的选择。

　　脊柱源性疼痛的治疗涉及多个专科，目前从事脊柱内镜手术较多的科室包括微创骨科、疼痛科、神经外科等。与传统手术或显微镜下手术相比，内镜技术具有适应证广、出血和创伤小、不破坏正常脊柱结构、感染概率低、可局部麻醉下手术等优点。术中医患间可以实时交流，这利于手术操作，同时能够避免出现术中神经损伤。此外，内

镜技术的并发症少，恢复快，患者术后即可下床活动，通常 1 ~ 2 天即可出院。

然而，脊柱内镜毕竟属于微创手术的范畴。那么，**我们什么时候应该考虑手术治疗呢**？一般建议先进行至少 4 ~ 6 周的保守治疗，包括休息制动、佩戴护具、物理治疗（如冲击波治疗等）、药物综合治疗，以及辅助中医针灸推拿等。若保守治疗效果不佳，可以考虑规范疗程的微创介入治疗，如神经阻滞、射频消融术等。在此基础上，经过专业评估确需采用手术治疗的，可以优先考虑包括脊柱内镜在内的微创手术方法，必要时再考虑开放手术治疗。

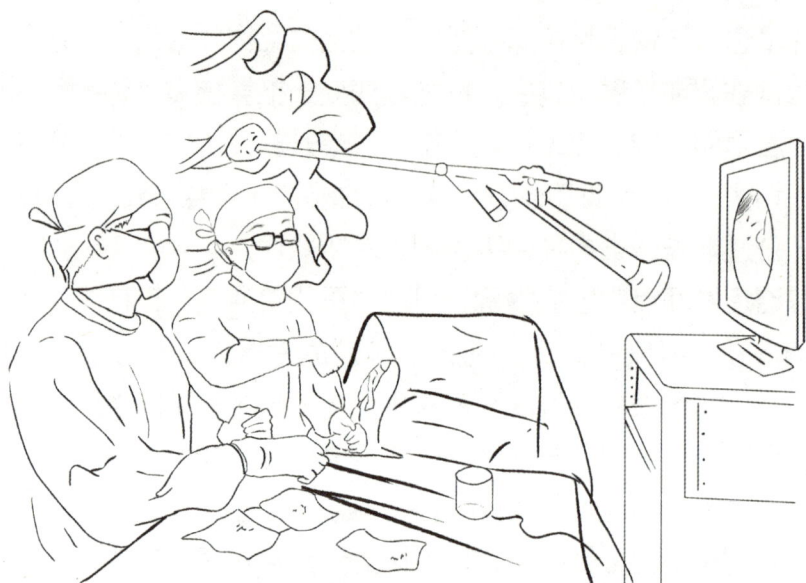

脊柱内镜技术

九　其他疼痛治疗技术有哪些

对于慢性疼痛疾病，首选的治疗方案无疑是一定时间内的规范保守治疗。但不少患者甚至医生都存在认识误区：一方面认为保守治疗仅限于休息、减少活动、贴膏药以及服用镇痛药；另一方面认为疼痛科的特色在于各种专科微创介入治疗，如打针、射频消融术、植入电极或镇痛装置等，保守治疗应该是普通内科、外科门诊或康复理疗科的事情。其实，疼痛科在慢性疼痛的保守治疗上，同样拥有独特的技术手段与绝活。

以慢性肌肉骨骼疼痛为例，冲击波治疗是疼痛科保守治疗方案中不可或缺的一环。冲击波治疗是一种非侵入性的治疗方法，它不会刺破皮肤进入人体内部，而是通过特定仪器产生一种高能量的声波，这些声波通过治疗手柄将能量聚焦传导到病变的肌肉骨骼病灶处，从而松解局部组织粘连，促进损伤组织修复与重建，并促进局部致痛物质的快速释放，以达到治疗慢性肌肉骨骼疼痛的目的。

冲击波治疗对多种常见慢性肌肉骨骼疼痛，如颈肩腰背痛、关节疼痛、腱鞘炎、足底筋膜炎等，均具有良好效果。其优点在于不侵入身体组织、不用麻醉、治疗时间短、损伤轻微、风险小、随治随走且恢复较快、治疗费用低，是目前门诊治疗慢性肌肉骨骼疼痛保守治疗方案中应用广泛的物理治疗手段。

对于慢性神经痛的治疗，神经调控治疗是目前疼痛治疗的主要方案之一。提及神经调控，人们往往会联想到一系列复杂的微创介入手术，如脉冲射频治疗、脊髓电刺激疗法等。其实，还有一种简便易行的神经调控治疗方法——TENS。TENS无创伤且易操作，甚至可以居家治疗。TENS是通过皮肤将特定的脉冲电流输入到人体感觉到神经痛的部位，通过刺激相应区域的末梢神经，达到镇痛目的，且为无损伤性治疗方法。接触皮肤的是无损伤的电极板，患者在治疗过程中的感受通常是可耐受的麻痹感。TENS 主要作用于受损的体表神经末梢，通过电刺激调控上述神经，其原理基于闸门控制理论。

值得一提的是，目前市面上已有许多家用版经皮神经电刺激疗法设备，其疗效与医院使用的医用版差别不大，患者不用频繁往返医院，可以进行居家治疗。这对于许多慢性神经痛的患者，如带状疱疹后神经痛、慢性术后疼痛、三叉神经痛等，尤其是高龄、行动不便的患者来说尤为重要，因为 TENS 单次疗程通常需要多次治疗，居家治疗的便捷性显得格外重要。

慢性头面部疼痛是一类较为特殊的疼痛疾病。一方面，部位比较特殊，头面部血管、神经丰富，且颅内有人体最重要的中枢——大脑，面部又有许多重要的感觉器官，因此，许多头面部的微创介入治疗操作困难、并发症严重、风险较高。另一方面，头痛种类繁多，诊断复杂，治疗更是如此。基于这些特点，临床上头面部疼痛的保守治疗方案，往往以口服药物为主，这不仅导致治疗方法单一、疗效逐渐下降，随着用药时间的延长和用药量的增加，药物不良反应也逐渐增多，甚至出现了因口服药导致的慢性头痛疾病（药物依赖性头痛）。

经颅磁刺激（transcranial magnetic stimulation，TMS）是一种无创性的治疗慢性头面部疼痛的物理治疗技术，其原理是通过机器产生特殊的交变磁场，作用于人体神经系统，产生特定部位的感应电流，从而影响脑皮层代谢和神经电活动，激发神经递质的释放（如 5-羟色胺、谷氨酸、γ-氨基丁酸、多巴胺等），从而起到治疗作用。TMS 通常用于偏头痛、紧张性头痛、三叉神经痛等常见头面部慢性疼痛的辅助治疗，是保守治疗方案中重要的组成部分。此外，对于许多同时合并有抑郁症、焦虑症和其他情绪障碍的慢性疼痛患者，也有一定的治疗康复效果。此疗法辅助效果确切、安全无创、副作用小，是慢性头面部疼痛康复的理想选择。

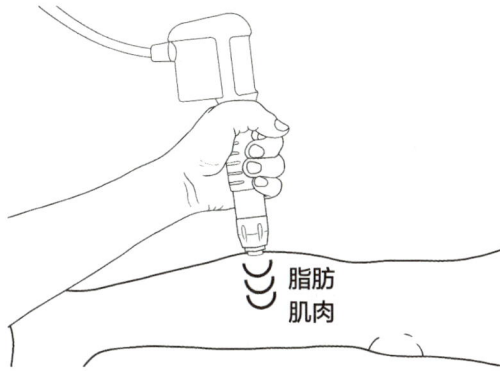

脂肪
肌肉

冲击波物理治疗

第五讲

康复：
慢性疼痛的疗愈之旅

一 疼痛康复，是指根除疼痛吗

　　疼痛科医生常被问到：医生，做完这个治疗，我的疼痛能彻底除根吗？每一个遭受疼痛折磨的患者，都渴望能重获无痛一身轻的健康状态。但这涉及疼痛治疗开始前一个最重要的问题：我们应如何设定合理的疼痛治疗目标？怎样的治疗效果才是既现实又可为医患双方同时接受的？

　　设定合理的疼痛治疗目标时，我们需要认识到现代医学的局限性。作为现代医学新兴学科的疼痛医学，更是如此。虽然根除疼痛、实现痊愈是我们为之奋斗的终极目标，但在现阶段，更现实的目标其实是"疼痛康复"。

　　众多医学研究证据表明，现有的疼痛治疗方法，难以做到百分之百地根除疼痛。部分患者疼痛虽然得到了缓解，但并未完全根除；而且，即使在一段时间内得到了明显缓解，也可能在某些因素影响下复发。因此，疼痛康复的内涵，是指我们应用多种疼痛治疗模式、强调以患者为中心的个体化治疗，遵循科学的临床治疗路径进行疼痛治疗，最终达成以下目的：帮助患者最大程度地缓解疼痛，恢复身体功能，提高生活质量。

　　在身体疼痛得到一定程度缓解的基础上，帮助患者疗愈与身体疼痛相关的心理情绪障碍，恢复其正常的社会功能，包括家庭、工作、社交等，这是我们现阶段疼痛治疗比较现实也比较容易实现的阶段性目标。疼痛康复目标的制定需要医患共同参与。就患者而言，疼痛具有很强的主观性，不同患者对疼痛的感知敏感度和耐受性不同，对疼痛缓解程度的期待也不同；就医生而言，其角色更多的是引导与帮助患者，使患者对于疼痛康复有一个现实且合理的预期。

在疼痛科诊疗常规中，疼痛治疗效果的评价被分为几个等级。①显效：疼痛减轻 80% 以上；②中效：疼痛减轻约 50%；③微效：疼痛稍有减轻，但远不足 50%；④无效：疼痛无缓解。制定疼痛康复目标时，患者的积极参与至关重要。有些长期受慢性疼痛疾病困扰的患者，可能只要治疗效果达到中效、不影响睡眠就很满意了；而有些初次患病的患者，则希望治疗效果能尽快显现，这是完全个体化的预期。在治疗开始时，医生就应充分告知患者，取得患者的理解和配合。

疼痛康复是一个系统工程，需要患者的深度参与。正如我们现在常说的："做自己健康的第一责任人！"很多疼痛都与不良的生活习惯、身体姿势、运动方式等密切相关。如果这些根源性的问题得不到重视、纠正和解决，那么疼痛治疗的效果就很难巩固和维持。

在疼痛康复过程中，科学适度的身体康复训练也非常重要。很多时候，医生虽然提供了科学的康复锻炼方案，但最终还需要患者的重视与自律，切实地进行康复训练，才能实现预期的疼痛康复目标。

二 颈椎病疼痛，日常保养不可少

随着网络科技和移动通信的飞速发展，现代社会催生出了一个新群体——"低头族"。在享受互联网带来的便利生活的同时，长期低头使用手机、电脑，以及伏案久坐工作或学习、长时间开车等行为，也引发了一系列疼痛问题。

目前，颈椎病在城市人群中已普遍存在，且发病年龄可提前至青少年群体。颈椎病不仅会导致颈肩部不适、肌肉紧绷僵硬、手指麻木甚至无力，还可能引发颈源性头痛，即病变在颈椎而疼痛在头部。此外，如果颈椎病累及颈部交感神经，还会引起头晕目眩、心慌气短、手脚发冷等症状。

那么，针对颈椎病导致的疼痛，应如何制定合理的康复计划呢？以下建议可供参考。

1. 避免长时间低头看手机

使用电子设备时，保持正确的姿势，可以抬高手机和电脑屏幕，尽量平视，以减轻颈椎负担。即使如此，从颈椎保健和视力保健的角度出发，建议每次持续时间不超过 60 分钟，要有意识地停下来活动身体，做做颈椎保健操，休息 5～10 分钟后再继续使用。

在工作中，每 40～60 分钟要起身活动颈肩部 5～10 分钟，通过缓慢拉伸，缓解颈肩部的紧张和疲劳感。电脑桌上键盘和鼠标的高度，应当稍低于坐姿时肘部的高度，以最大限度地降低操作电脑时对腰背、颈部肌肉和手部肌肉腱鞘等部位的损伤。尽量避免手臂悬空，有条件的话，使用手臂支撑架来放松肩膀的肌肉。

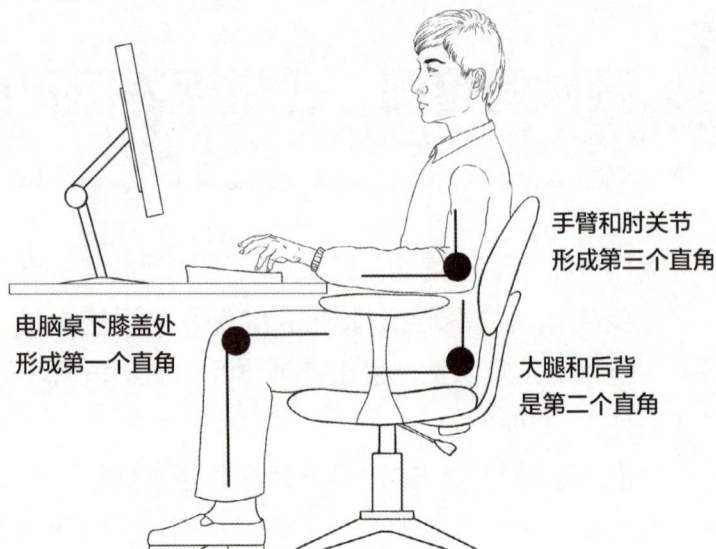

手臂和肘关节
形成第三个直角

电脑桌下膝盖处
形成第一个直角

大腿和后背
是第二个直角

正确的坐姿示意图

2. 平时应注意锻炼颈部肌肉

如进行颈椎保健操、瑜伽、游泳等活动。但需注意，很多人随意地旋转颈椎，做环形旋转，这是非常错误的锻炼方式，且很危险，容易导致颈椎小关节错位、短暂脑供血不足等。颈动脉斑块脱落还可能引发严重的脑梗死，甚至造成脊髓急性压迫，引起严重的感觉运动障碍。正确的活动方法是：将头部缓慢地分别向前、后、左、右四个方向倾仰，即常说的"米"字操。经常进行户外运动，如散步、慢跑、太极拳等舒缓的运动，坚持适度运动可以缓解颈部的紧张和疲劳感，增强颈椎的韧性，强化颈部肌群力量，从而有效缓解颈肩部不适。

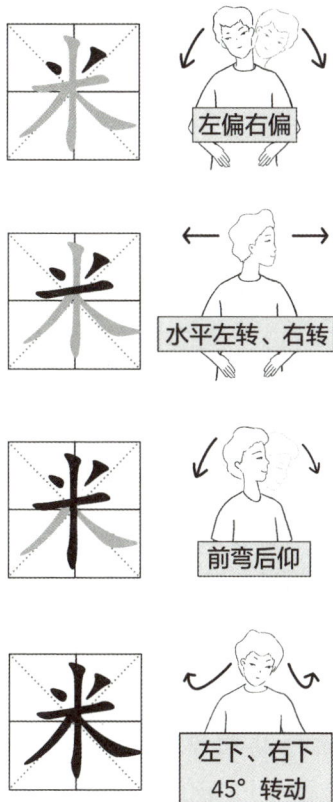

颈椎米字操

3. 选择合适的枕头

有调查显示，绝大多数人的枕头都不合格。通常，75% 的人在睡觉时都会仰卧、侧卧交叉着睡。正常而言，仰卧时枕头应该正好填满颈部的弯曲处，这就要求枕头颈部较高、头部稍低。在侧卧时，枕头的高度则应更高些，以避免让脖子向下倾斜，让整个脊椎都与床面保持水平。实际上，现实中很多人的枕头，要么太矮，无法托起仰卧时的脖子；要么太高，使脖子随头向前倾。由于枕头不合适，白天低头工作造成的颈部紧张，无法在睡眠中恢复。特别在侧卧时，由于枕头高度不够，脖子向一侧扭转，颈椎两侧的血管会受拉伸、压迫，加重头晕、头痛的症状。

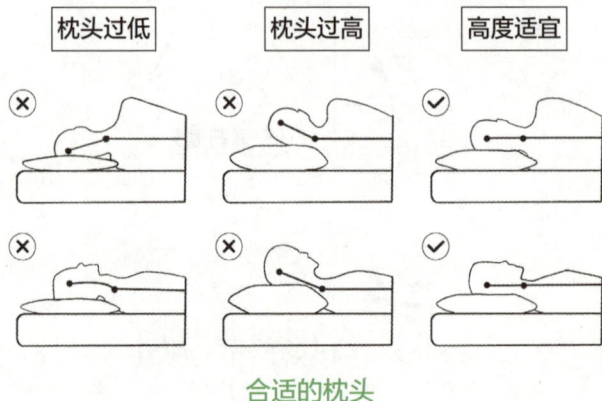

枕头过低　　枕头过高　　高度适宜

合适的枕头

4. 保持健康的饮食习惯

减少油炸、快餐等高脂肪食品的摄入，增加粗粮、水果、蔬菜、鱼类等多种营养物质的摄入，适当饮用奶制品，保证充足的 B 族维生素和钙质摄入。

5. 颈椎病做按摩要慎重

针对颈椎病的按摩并非随意进行，盲目的按摩可能会使病情加重。颈部是大脑与四肢躯干连接的唯一通道，内部有非常重要的组织结构，肩负着"上传下达"的重任。胡乱按摩可能会使"上下失去联络"，严重的会导致瘫痪，甚至死亡。

（1）在急性期或炎症渗出期（肿胀疼痛比较厉害时），不可以进行手法按摩，此时按摩会加重炎症反应，影响后续治疗。

（2）下列明确诊断的颈椎病患者应尽量避免按摩：脊髓型颈椎病; 颈椎病伴有骨折、严重老年性骨质疏松症; 有明显的颈椎节段性不稳定（特别是寰枢关节不稳及损伤）; 颈椎结核、肿瘤; 颈椎病伴有急性感染性疾病; 强直性脊柱炎等。此外, 医疗按摩不同于普通的放松按摩，建议到正规医院理疗康复科或中医科进行专业的医疗按摩治疗。

总之，颈椎病导致的慢性疼痛，康复要遵循预防为主、适度锻炼、劳逸结合的原则。将预防和调理相结合、治疗与康复相结合，一定会取得比较满意的疼痛康复效果。

三　背痛甩不掉，定时拉伸保健康

　　现代人背部疼痛和颈椎病疼痛都与久坐以及坐姿不良密切相关。这种不良习惯常导致维持坐姿的几块常用肌肉（如斜方肌、菱形肌、竖脊肌等）发生慢性劳损。这些肌肉长期保持收缩状态，很容易引发相应肌肉的肌筋膜性疼痛，常见的如菱形肌综合征等。此外，还可能引发胸部脊椎小关节紊乱、棘上韧带炎等相邻组织病变。

　　在体格检查时，上述肌肉肌筋膜炎患者常可在肌肉部位摸到较硬的结节，按压会引起结节本身及相邻部位疼痛，这些痛性结节被称为肌筋膜触发点。胸椎小关节紊乱导致的疼痛常位于脊柱正中旁开约 3 厘米处，按压时疼痛明显；而棘上韧带炎的疼痛部位则多位于脊柱正中央。

　　针对常见的背部疼痛，我们有以下疼痛康复建议。

　　1. 避免久坐久站，单次持续时间不要超过 60 分钟　应有意识地停下来活动身体，进行一些背部肌肉的拉伸锻炼，休息 5 ~ 10 分钟再继续工作。

　　2. 保持正确的坐姿和手部姿势　关于椅子的靠背，建议选择有靠背且靠背不宜过软的椅子，以提供良好的支撑。

　　3. 适度的背部拉伸运动对缓解背部疼痛至关重要　针对特定的肌肉，可有不同的拉伸方法。这些动作可以在久站或久坐的休息间歇定时、规律地进行。具体方法可以咨询疼痛科医生，下面简单介绍几个针对特定肌肉的拉伸动作。

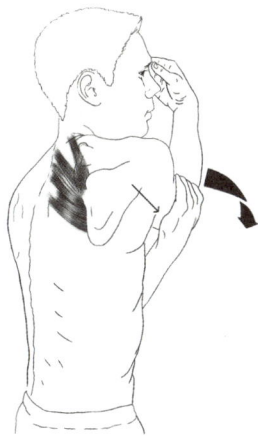

菱形肌拉伸

（1）**菱形肌拉伸**：双手先在胸前交叉，患侧手尽量上举，健侧手紧抓患侧肘部辅助拉伸菱形肌。

（2）**斜方肌拉伸**：坐立位，将右手放在身体后侧，左手扶住后脑部，头颈中立位向左侧弯，感受斜方肌上束的拉伸，保持 30 秒至 1 分钟。用左手扶着头部还原中立位，重复练习另一侧。

（3）**胸部竖脊肌拉伸**：采用坐姿，双腿伸直，屈髋，使胸部、前额靠近腿部，身体尽量前倾，双手触脚。

斜方肌拉伸

如果特定肌肉的拉伸训练只有短期效果且疼痛反复发作，可能意味着相应肌肉存在肌筋膜触发点。此时单纯的拉伸康复效果有限，需采用冲击波、干湿针等手段对肌痛点进行灭活处理，再进行拉伸训练，才可能取得良好且持久的疼痛康复效果。

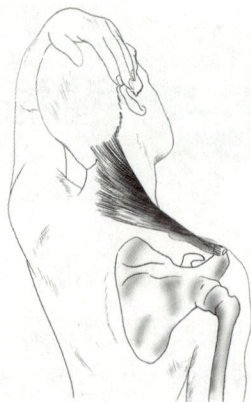

四 肩痛≠肩关节周围炎，康复锻炼很重要

一说起肩膀痛，很多人第一反应就误以为是肩关节周围炎（简称肩周炎，俗称五十肩），事实上并非所有肩痛都由肩周炎引起。数据表明，真正的肩周炎临床发病率并不高，仅占肩关节痛的 10% ~ 15%，而自称肩周炎的患者中，超过 1/3 是肩袖损伤。肩膀包含骨、关节、肌肉、肌腱、韧带、滑囊等多种结构组织，任何一个部分受损都可能导致肩痛和功能障碍。以下是几种可能导致肩痛的疾病。

1. 肩关节周围炎

其主要病因是肩关节周围组织慢性无菌性炎症反应，导致关节囊发生粘连；简单描述就是肩膀"冻住"了，无论是自己，还是在他人的帮助下，肩膀都无法从任何方向抬起。

2. 肩袖损伤

肩袖指的是围绕着肩关节的冈上肌、冈下肌、肩胛下肌和小圆肌这四块肌肉和肌腱，它们形成袖套一样的结构包裹着肱骨头，对维持肩关节的稳定性至关重要。肩袖损伤就是其中一个肌腱或者几个肌腱发生损伤。出现肩袖损伤时，在他人的帮助下，肩膀一般都能抬起，达到大概正常活动范围，这与肩周炎完全不同。

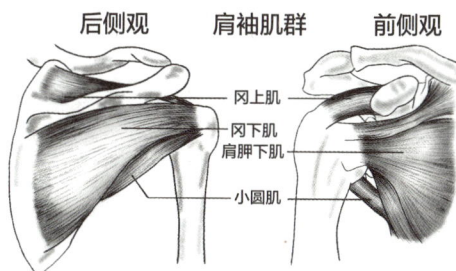

肩袖肌群的组成

3. 肩关节骨性关节炎

这是一种关节老化退化性疾病，主要原因是随着年龄增长，关节软骨破坏以及关节周围骨质增生所引起的疼痛和肩关节活动障碍。

肩关节疼痛的康复，明确诊断非常重要。否则，有些康复手段不仅毫无助益，还会适得其反。下面是针对不同病因的肩关节疼痛的建议。

1. 肩周炎的疼痛康复

肩周炎主要是关节的无菌性炎症导致的粘连冻结，因此早期适当的功能锻炼很重要。爬墙、双肩上举等动作对于缓解单纯肩周炎粘连、增加肩关节活动度、促进肩关节康复都能起到很好的作用。而且肩周炎往往是自限性疾病，早期积极锻炼会缩短自然康复的病程。

总之，如果是明确诊断的肩周炎，就要适当增加活动。如果因为疼痛剧烈影响活动能力，可以考虑到疼痛科接受必要的镇痛治疗（如冲击波、神经阻滞等）后，再循序渐进地科学锻炼，力争早日康复。

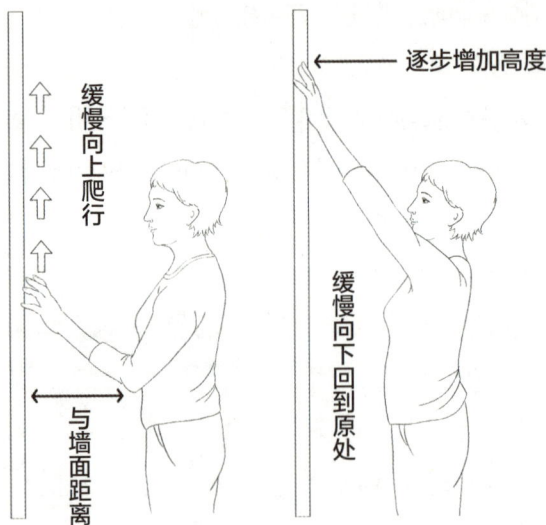

缓慢向上爬行

逐步增加高度

与墙面距离

缓慢向下回到原处

爬墙训练

2. 肩袖损伤的疼痛康复

肩袖损伤的疼痛康复原则，与肩周炎恰恰相反。特别是在急性期，肩袖损伤时肩关节需要固定制动 2 周，保持肩部绝对休息，使受伤的肌肉或肌腱慢慢恢复。如果在肩袖损伤的情况下仍然坚持锻炼，只会加重肩袖的撕裂程度（就像袖口破了不早修补，破口会越拉越大），因此早期正确诊断特别重要。而且肩袖损伤不属于自愈性疾病，往往需要药物或手术干预才能缓解。如果短期内没有手术治疗的指征，但疼痛比较剧烈，可以考虑到疼痛科就诊，进行神经阻滞或射频消融术，以缓解疼痛症状。还可以从自体血中分离出富血小板血浆，进行肩袖损伤部位局部注射，促进损伤组织修复，缓解疼痛症状。

3. 肩关节骨性关节炎的疼痛康复

要充分认识到肩关节骨性关节炎是关节的慢性退化性疾病。关节软骨破坏、骨质增生会引起慢性疼痛。因此，一味地追求过度运动只会增加关节的磨损，进一步加重损伤。我们的建议是，在疼痛科医生指导下，科学使用骨性关节炎药物（如口服硫酸氨基葡萄糖、关节内注射玻璃酸钠或富血小板血浆等）的基础上适度锻炼。锻炼的重心应放在加强肩关节周围重要肌肉力量的训练上，如前面提到的肩袖肌肉、三角肌等。这些肌肉力量的增强，有助于在保持肩关节正常活动的基础上，减轻肩关节本身的磨损。

五 总是腰痛，康复要注意哪些细节

从年轻人到老年人，几乎都会经历腰痛。搬东西时阵痛袭来，起床时无法动弹，办公时腰腿酸痛。数据显示，中国已经有超过两亿人，腰椎出现了问题。但很多人并不清楚自己是哪种腰痛，又为什么反复腰痛不见好转。今天给大家介绍几种常见的腰痛原因及康复注意事项。

第一种：大面积腰痛，说不清楚是左边还是右边，就是一大片疼。弯腰后刚直起身时或久坐后腰痛得厉害、酸胀。起身活动、捶捶腰或挺一挺腰之后就会舒服很多。这种往往是腰肌劳损或腰椎小关节的问题，是一种非常常见的腰痛，老年人、年轻人都会出现。

第二种：有些患者朋友只有一边腰痛（左边或右边）；或是两边都腰痛，但一边更重一些，常伴有一边腿疼、腿麻、酸胀乏力，从上往下一直疼麻到小腿或是脚上。这一般说明可能有腰椎间盘突出压迫神经的问题。

第三种：一边腰痛且走路受影响，走路走不远，一口气不休息的话只能走几米、几十米。走上百米时就开始腿疼、麻木酸胀，越走越疼，必须找个地方休息一会才能继续走路。疼得严重者甚至没办法下床，躺着好一些，一站起来或走几步就不行了。这种叫间歇性跛行，一般提示腰椎椎管狭窄或下肢血管问题。

第四种：多见于中老年朋友，特别是绝经后的女性朋友。这部分患者有的甚至没有明显的外伤，打个喷嚏、咳嗽，或是睡醒一翻身，体位一变化，就有明显的腰痛，躺着还行，只要一起身，腰痛就特别厉害。这可能提示重度骨质疏松引起的腰椎压缩性骨折。

第五种：腰痛较为剧烈且持续隐痛，特别是晚上疼得比较厉害，疼起来难以缓解。有的老年人还会出现饭量没变化的情况下，体重明显下降，一两个月内无缘无故掉了十多斤、二十几斤。这种情况需要排除一下是不是肿瘤引起的腰痛。

第六种：出现了超过三个月的腰痛或腰背部疼痛，还有的是腰部往下，两侧臀部上方疼痛，往往早晨起来疼痛加剧，而在进行身体活动后有所缓解。多见于二三十岁左右的年轻人，这种情况要小心强直性脊柱炎。

腰痛的康复需要注意以下方面。

1. 天凉护腰，保暖为先

有人天气一变凉就出现腰痛或腰痛加重，像天气预报一样准。寒冷确实是诱发腰痛的一个原因。腰背部受凉，会让血管收缩、缺血，诱发腰部病变部位出现疼痛。患者多因在寒冷地区长时间停留，或在寒冷地面、风口处睡觉而出现腰痛，所以有腰痛病史的患者不要贪凉，要注意保暖。

2. 腰痛穿鞋，高度适中

腰痛患者穿高跟鞋要慎重。穿上高跟鞋（4厘米以上）后，骨盆前倾增强，重力线通过骨盆后方，腰部为支撑体重而负担加重，随之后伸增强。长期如此会因腰背肌过度收缩而引发或加重腰痛。有证据表明，鞋跟高度每增加1厘米，腰椎的后伸及腰背肌的收缩就会成倍增加，腰痛的概率也会越大。因此鞋跟高度建议在3厘米左右。

3. 腰痛久坐，适时起身

久坐时腰背挺直，椎间盘和棘间韧带长时间地处于紧张僵直状态，缺乏营养物质和血氧交换，日久就会产生退变老化，易刺激局部神经引起腰背疼痛僵硬，甚至不能仰卧和转身。而且久坐会使骨盆和骶髂关节长时间负重，腰部缺少活动，影响下肢血液循环，出现双腿麻木。久而久之可导致肌肉萎缩、僵硬，稍一活动就可能扭伤或引起其他损伤，出现腰痛。因此，建议保持坐姿学习或工作不要超过

40～60分钟，并应有意识地起身简单活动，特别是做好腰部肌肉放松训练。

4. 腰痛睡床，软硬适宜

腰痛患者对床的软硬度有要求。比如腰椎间盘突出的患者通常被建议睡硬板床，但这里的"硬板床"并非指坚硬的床，而是可以在硬板上适当铺设褥子，以达到既不过于硌人又能保持一定支撑力的效果。选择稍硬的床有助于更好地维持脊椎的正常生理曲度，减轻腰椎间盘向后突出的压力，放松腰部肌肉，降低腰部肌肉和坐骨神经的张力，并能显著降低腰椎椎管内的压力，从而有效缓解相关症状。这对于腰椎间盘突出的预防和治疗都有益处。除了床铺的软硬度外，正确的睡姿对于缓解腰椎间盘突出症同样至关重要。患者的睡眠姿势是否合理，不仅直接影响到休息的质量，还关系到腰椎间盘突出症的治疗效果。当然，睡姿并非一成不变，人体在睡眠过程中会自然交替转换各种睡姿。关键在于，应尽量保持腰部处于自然的生理弧度，让腰部肌肉处于放松状态。

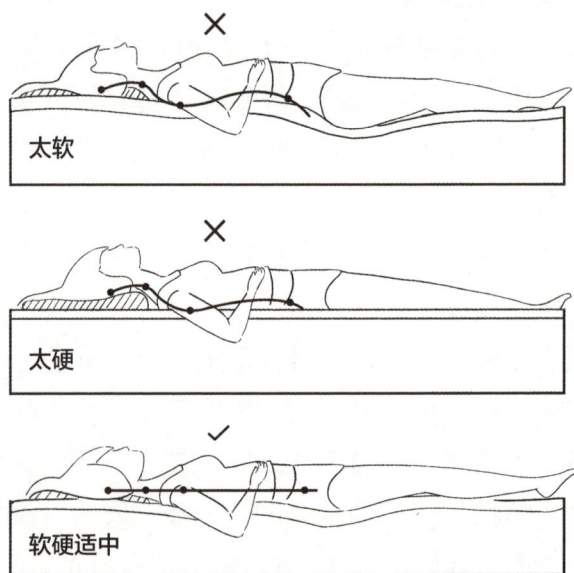

硬板床的误区

六　膝关节痛，锻炼方法要选对

俗语讲"人老腿先衰"，相信很多人都有过这样的体验：游山玩水后膝盖会痛几天，走平路无碍，但一爬楼梯膝盖就痛，阴天下雨时膝盖更感酸痛。这时，您就要留意了，可能是膝骨关节炎在作祟。骨性关节炎是中老年人最常见的关节疾病，有证据表明，60 岁以上的老年人中，膝关节炎的发病率可高达 30%。该病以关节软骨损害为主，最终累及整个关节组织。患者会出现关节软骨退变、纤维化、断裂及整个关节面的损害，症状表现为关节疼痛、僵硬、活动受限。这其实是关节衰老磨损所致，因此与年龄高度相关。随着年龄增长，老年人的自我修复功能逐渐减弱，关节就像长时间使用的零件一样，逐渐磨损，从而导致骨关节炎的发病率逐渐攀升。

一般确诊膝关节炎后，医生会告知患者这是膝关节退行性改变的表现。但很多患者误以为既然如此，就顺其自然吧，不用治疗了。老年人的骨性关节炎很少会自愈，应早期诊断、早期治疗，以预防其迅速发展、避免畸形产生，从而避免对老年人的下肢活动能力造成严重影响，最后只能求助于关节置换手术治疗。疼痛科的微创治疗，往往能对老年人的关节产生很好的保护作用，且越早治疗，疗效越好。疼痛科的微创治疗最主要的是关节腔注射治疗。一提到膝关节注射，很多人会想到注射玻璃酸钠等润滑液，这是比较经典的注射治疗方案。随着疼痛医学的进步，还有一些更先进的方法可供选择，比如膝关节臭氧注射、膝关节富血小板血浆注射等。富血小板血浆治疗是抽取患者自身的少量血液，通过体外离心的方式，分离和浓缩血液中有用的成分——血小板、生长因子、血浆蛋白等，再注射到患者的疼痛部位。该技术具有安全性高、无明显副作用的优点，尤其在镇痛、消炎、组织再生修复等方面治疗膝关节骨性关节炎效果明显。国内外众多知名运动员在发生关节肌腱损伤后，都首选富血小板血浆治疗。

膝关节感觉神经射频技术则是通过加热膝关节感觉神经，使其变性，达到长期阻滞、缓解疼痛的目的。这项技术适用于严重的膝骨关节炎疼痛和功能障碍的治疗。对于无法行关节置换手术的患者来说，膝关节感觉神经射频是一种有效的治疗选择。至于您是否适合上述注射治疗，建议您及时到疼痛科就诊，以获取专业的治疗建议。

在膝关节的康复过程中，康复与锻炼的方法一定要选对。

（一）坐姿穿鞋，选对有招

平时应避免久坐和盘腿坐，不要穿高跟鞋，应选择厚底而有弹性的软底鞋，以减少膝关节所受的冲击力，避免膝关节发生磨损。

（二）保暖放松，不可忽视

平时注意避风、避寒，避免空调、风扇直吹，可多用筋膜球和泡沫轴等康复工具，对膝关节进行自我按摩放松（特别是运动后）。

（三）适度锻炼，科学有效

有些患者误认为膝关节疼痛需要尽量少活动。如果长期不活动，膝关节周围的肌肉将会萎缩，而肌肉正是膝关节最好的保护屏障之一。缺乏肌肉保护的膝关节容易发生疼痛、炎症等问题。因此，适量锻炼非常重要。近年来，游泳、骑车以及股四头肌、腓肠肌肌力训练被认为是适合膝关节疼痛患者的锻炼方式。

游泳是一项非负重运动，对关节的冲击很小，因此适合膝关节疼痛患者。在水中游泳还可以锻炼全身肌肉，提高身体的代谢水平。相比之下，骑车是一项相对低耗能、轻度负重的运动方式，对膝关节的负担也较小，且能促进下肢的血液循环。但对于有髌骨软化等不适的患者，应控制骑车的速度和力度，以免加剧膝关节的疼痛。

股四头肌和腓肠肌位于膝关节周围，增加其力量和耐力，可以减轻膝关节的负担，缓解膝关节疼痛。最简单的锻炼方法就是靠墙静蹲，简便易行。锻炼时需保持均匀呼吸，每次坚持 30 秒，一天可以做两到三组。锻炼应循序渐进，适量为宜。在运动过程中如有不适，应立即停止。

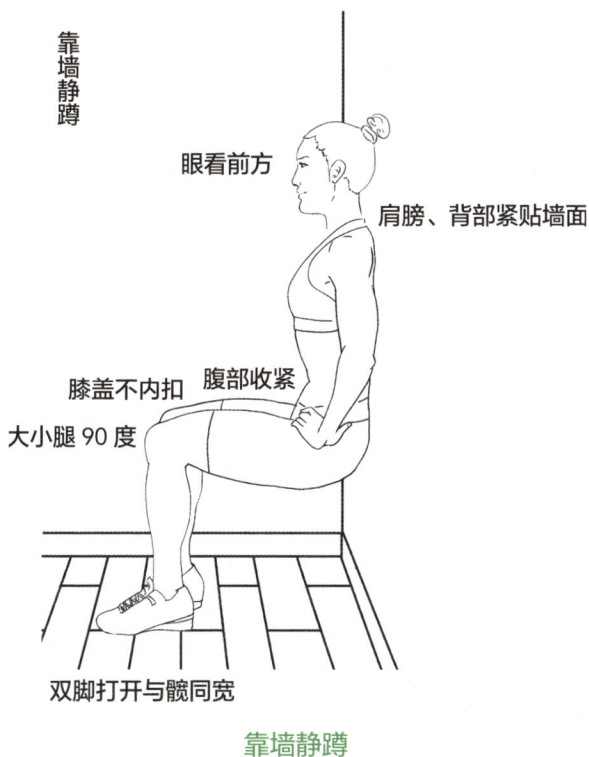

靠墙静蹲

眼看前方

肩膀、背部紧贴墙面

膝盖不内扣

腹部收紧

大小腿 90 度

双脚打开与髋同宽

靠墙静蹲

总之，对于膝关节疼痛患者而言，适量锻炼非常重要。在选择锻炼方式时，应尽量避免对膝关节产生过大冲击和压力的运动方式，如跑步、踢球等。在进行锻炼之前，建议咨询康复医生，选择适合自己的锻炼方式和强度，并定期由专业康复师评估指导，确保训练正确，以免加重疼痛和炎症。

七

烦人的足跟痛，为啥总除不了根

您有没有过长时间走路后，或者早上起床脚一沾地，足跟接触地面就感到疼痛的经历？这是怎么回事呢？您可能患上了"跟痛症"。跟痛症是指跟骨结节及其周围软组织慢性劳损所致的疼痛，以足跟部疼痛为主要特征，但它并不是一个独立的疾病。足跟疼痛的典型表现为：自我感觉走路时足跟部着地用力会引起疼痛，长时间行走后疼痛加剧；体格检查会有局部压痛，在足跟部可以找到明显的压痛点，按压时疼痛会加剧。

那么，足跟痛常见的原因有哪些呢？

第一，跟骨骨刺。跟骨是人体中的负重骨，承载着大约一半的身体重量。如果骨刺长期存在，加上跖筋膜的不断拉伸及足跟部的负重，可能会刺激到周围结构导致其劳损并引发炎症，从而引起疼痛。

第二，足底筋膜炎。足底跖筋膜长期过度牵拉，处于紧张状态，反复拉伸可能导致跖筋膜跟骨附着处发生病变，特别是扁平足患者更为明显。

第三，足跟部脂肪垫炎。该层结构位于足底与皮肤之间，负重时可起到减震缓冲的作用。然而，随着年龄的增长及长时间的劳损，可能会导致足跟部脂肪垫发生病变和炎症。另外，跟骨外伤后，如果疼痛没有得到及时有效的控制，也可能出现慢性跟骨痛。

针对足跟痛，疼痛科有一些有效的治疗方法。在保守治疗方案中，除了外用消炎镇痛药之外，冲击波物理治疗对足跟痛有着不错的效果。其优点是非侵入性治疗，不良反应少，患者易于接受。如果保守治疗效果不佳，可以考虑微创注射治疗。

除了注射传统的消炎镇痛液以外，臭氧注射和富血小板血浆注射是近年来应用越来越广泛的新型疼痛注射疗法。特别是富血小板血浆治疗，只需抽取患者自身血液，经过离心分离处理后，收集富血小板血浆，通过微创手段穿刺到关节、肌腱末端等疾病部位，富含生长因子的富血小板血浆可以促进黏附和肌腱筋膜的修复，大大减少跟痛症的复发率，是一个标本兼治的好方法。如果注射消炎镇痛液有效但容易复发，也可以考虑射频消融术，效果会更持久。

在足跟痛的康复过程中，需要注意哪些细节呢？这就需要我们了解导致足跟痛发作以及加剧的诱因，比如过度肥胖、骨质疏松、扁平足、长期久站、过度下肢运动（跑步、登山）等。在疼痛科规范治疗的基础上，必须配合生活中的康复措施，比如控制体重、积极补钙、穿高度和硬度适中的鞋子、避免久站、科学运动等，才能够取得持久的康复效果。我们推荐几个简便易行的足跟痛康复练习。

（一）跟腱牵拉练习

坐在水平面上，将腿伸向前方。将弹力训练带或毛巾套在脚上，往身体方向牵拉毛巾，保持膝关节伸直，直到感到小腿后方有牵拉感。保持该动作 15～30 秒，然后放松，重复 3 次。整个牵拉过程要轻柔缓慢，避免过度疼痛。

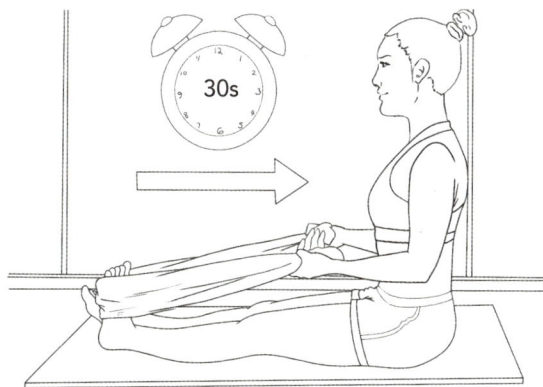

跟腱牵拉训练

（二）脚底踩球

将球（如网球、高尔夫球或筋膜球）放在地面上，脚踩在球上。通过前后移动脚掌，让球在脚底的位置不断变化。可根据自己的承受程度调整脚踩的力量。每天进行 5 次，每次持续 1 分钟。

总之，足跟所在的位置决定了它是人体最容易产生劳损的部位之一，足跟痛也是复发率较高的慢性疼痛疾病。因此，选择适合的疼痛治疗方法，同时从生活习惯、康复锻炼等多方面积极努力，就有希望实现比较彻底、持久的疼痛缓解目标。

八　带状疱疹来了，我们能做啥

中老年人，尤其是高龄老人易患上带状疱疹。如果早期急性疼痛不能得到有效控制，很容易演变成慢性神经痛——带状疱疹后神经痛。据统计，带状疱疹的发病率约为 1.4‰ ~ 4.8‰，其中约有 10% 的患者会遗留神经痛。带状疱疹后神经痛治疗难度大，因为此时不仅外周神经会变得过度敏感，中枢神经也会发生类似变化，疼痛信号会在大脑中不断强化，使得治疗变得非常棘手。带状疱疹后神经痛往往难以自愈，患者可能需要长期忍受痛苦，严重影响生活质量及家人。

带状疱疹最大的危害并非皮肤损伤，而是疼痛。因此，早期充分镇痛是避免发展为后遗神经痛的重要预防措施。一般一个月以内可以考虑保守治疗，包括口服药物、外用药物和理疗。药物方面，可以使用抗病毒药物、治疗神经痛的药物（如加巴喷丁、普瑞巴林等）、利多卡因外用剂型、治疗神经敏化的药物（如阿米替林、度洛西汀等）以及神经营养药物（如甲钴胺等）。物理治疗方面，可以考虑经皮神经电刺激疗法等神经调控技术。

如果保守治疗效果不佳，特别是对于易患后遗神经痛的高危人群（如高龄、糖尿病史、皮肤损伤严重等），建议早期到疼痛科进行微创介入治疗。根据临床路径，可以考虑神经阻滞、神经射频、神经电刺激等治疗手段，以及时、有效、充分地镇痛。

除了带状疱疹的早期治疗外，预防同样重要。

1. 阻断传播途径

带状疱疹具有传染性。水痘 - 带状疱疹病毒主要是通过呼吸道传播，易感者（如免疫力低下的老人、小孩等）接触带状疱疹患者后可能感染。因此，患者应避免用手抓、碰疱疹，或挑破水疱、手撕结痂，以防病毒通过手接触传播给他人。如果水疱已破裂，患者应自我隔离，远离易感者，并在医生的指导下规范处理或治疗。

2. 提升身体素质

带状疱疹常在免疫力低下时发病，如过度劳累、睡眠不足、患有恶性肿瘤等。因此，平时要注意保证充足的睡眠，避免过度劳累、精神紧张和焦虑，积极锻炼身体等。

3. 疫苗助力预防

对于高发人群，可以使用带状疱疹疫苗进行预防。带状疱疹疫苗经过临床验证，对 50 岁及以上的人群具有超过 90% 的保护效力，且安全可靠。接种疫苗后，可以大大降低罹患带状疱疹的风险，即便再次患病，临床症状也会相对减轻。

九 癌性疼痛的疼痛控制，要避免哪些误区

一提到癌性疼痛，许多人立刻联想到临终关怀，认为生命已进入倒计时，无须再关注疼痛问题。这其实是晚期癌性疼痛管理中的最大误区。癌性疼痛（简称癌痛）是肿瘤患者常见的症状，中晚期癌症患者疼痛发生率高达 70%～90%。

若癌性疼痛得不到及时缓解，患者可能会出现不安的情绪，或加重抑郁、焦虑、失眠等症状，严重时还会影响日常活动、社交能力、自理能力及整体生存质量。因此，控制癌性疼痛是癌症治疗中的重要一环，并被 WHO 列为癌症综合控制规划的四大重点之一。然而，研究显示，仍有约 1/3 的癌症患者疼痛未得到充分缓解。那么，在癌性疼痛控制中，我们应避免哪些常见误区呢？

（一）误区一：癌性疼痛能忍就忍，忍不住再吃药

不少癌症患者误认为：癌症疼痛不可避免，忍一忍就过去了，实在忍不住了，再吃镇痛药。但实际上，疼痛是一种主观感受，会影响睡眠、身体代谢及机体免疫力，降低生活质量。癌性疼痛若不及时治疗，可能发展为慢性疼痛甚至难治性癌痛。因此，当疼痛出现时，患者应尽早前往疼痛科就诊，进行规范化治疗，而非一味忍耐。

（二）误区二：疼痛发作了才吃镇痛药，不痛就不吃

按需治疗没有错，但关键在于正确理解"需"的含义。这里的"需"是指治疗疾病的需求，而非个人主观需求。癌性疼痛的治疗应按时用药。在规定时间内，无论患者是否有疼痛感，都应按时服药。

按时给药有助于维持稳定、有效的血药浓度。目前，规范的三阶梯镇痛要求，以缓释阿片类药物提供稳定的背景镇痛，当出现暴发痛或预计会发生暴发痛时，迅速给予速释阿片类药物作为对症处理。具体方案可以咨询疼痛科医生。

（三）误区三：担心镇痛药成瘾，能不吃就不吃

人们通常认为的成瘾类药物一般是指阿片类药物。阿片类药物是治疗癌症疼痛最常用、最科学、有效的药物，比如吗啡类制剂。在专科医师的指导下，规范应用控缓释吗啡类药物，发生药物成瘾的可能性非常低，仅为千分之一左右。此外，癌性疼痛治疗不用终身维持。经过规范化治疗后，若患者疼痛评分控制在 3 分以下（1 ~ 3 分是轻度疼痛，4 ~ 6 分是中度疼痛，7 ~ 10 分是重度疼痛），且能持续一周，可逐渐减少药物剂量。当疼痛完全消失时，可停止使用镇痛药。

（四）误区四：疼痛时就注射哌替啶（杜冷丁）

WHO 疼痛三阶梯疗法明确提出：能口服不肌内注射，首选口服给药。口服给药具有经济、安全、易于调整剂量、便于长期用药等优点，可减少依赖性和成瘾性。WHO 把哌替啶列为癌症疼痛治疗不推荐使用药物。哌替啶的镇痛作用强度仅为吗啡的 1/10，其代谢产物的清除半衰期长，完全排出机体约需 13 个小时，具有潜在的神经毒性与肾毒性。

研究显示，使用哌替啶镇痛，患者容易成瘾。同时短时间、大剂量给药易产生耐药性。因此，控制癌性疼痛应尽可能采用平稳的给药方式，如缓释剂（缓释胶囊、缓释片）。若无法口服给药，可考虑直肠给药、皮下给药或采用自控镇痛泵给药。

（五）误区五：口服镇痛药无效，就无计可施了

虽然大多数人可通过服用阿片类药物改善疼痛，但仍有少部分患

者疼痛无法得到有效缓解或无法耐受副作用，这属于难治性癌痛。然而，这并不意味着无计可施。疼痛科有多种治疗方法。例如，对于胰腺癌患者，当肿瘤侵犯内脏神经时，可引起难以忍受的癌性内脏痛，疼痛科医生可进行内脏神经阻滞甚至毁损术来阻断疼痛；对于使用大多数保守及微创治疗效果不佳的患者，可考虑应用鞘内药物输注系统，医生将药物输注泵植入患者腹部皮下，通过导管直接输注吗啡到蛛网膜下腔，利用体外程序控制系统随时调节输注速度，最终达到减轻或消除疼痛的目的。使用这种技术可以大大地减少吗啡用量（鞘内给药是口服量的 1/100 ～ 1/300），同时副作用也显著降低。一旦植入后，可终身受用，大大提高患者的生存质量。此外，研究显示，不用等到大剂量药物无效时再选择鞘内药物输注泵，越早使用性价比越高，患者受益越大。

都说临终关怀很重要，而对于癌症患者来说，疼痛得到有效缓解，可能是最基本的关怀。

第六讲

实录：
慢性疼痛患者的康复故事

拯救"老寒腰""老寒腿"

随着天气寒冷，疼痛科门诊迎来了更多的老年患者。这一变天，就把王大爷从早上遛弯的状态直接"打回"了轮椅上。王大爷说阴雨天里，他腰痛、腿疼，浑身不得劲。腰部和膝关节酸胀隐痛，坐久了腰部更是刺痛难忍，直不起腰来，双腿麻木无力、沉重，根本站不起来。这"老寒腰""老寒腿"的老毛病，一变天就遭罪。

"老寒腰""老寒腿"是民间的一种说法，主要指在天气变凉、气温下降后，腰背部、膝关节或小腿部出现疼痛、不适的症状。天冷会造成肌肉痉挛、血管收缩，而肌肉在维持脊柱稳定中起着重要作用，肌肉劳损后脊柱稳定性减弱，可能引发腰椎间盘突出、椎管狭窄，从而导致腰痛。同理，软骨在膝关节活动中起到润滑、缓冲、减震的作用。随着年龄的增大，软骨逐渐变薄，关节液减少，加之膝关节的长期使用导致耗损，骨头失去保护，长期活动摩擦便会出现无菌性炎症。而天冷会使关节内液体变得黏滞，关节变得僵硬，从而加重关节疼痛。因此，天气变凉可以加重腰、腿部疼痛，但并非直接病因。

经过入院检查，医生发现王大爷存在腰椎多发椎间盘突出伴椎管狭窄，双膝关节软骨退变、骨质增生以及关节腔积液等问题。同时，医生排除了腰椎骨折、类风湿关节炎、双下肢血管硬化等可能引起同样症状的疾病。为此，医生为王大爷定制了一份诊疗计划。

针对腰痛问题，医生考虑在椎管狭窄最为严重的节段行 CT 引导下腰椎神经根阻滞术。该治疗通过在 CT 引导下，将消炎药物精准注入相应病变节段的神经根处，对神经根进行消炎，从而减轻神经支配区的疼痛。对于膝关节的治疗，医生采用了双膝关节玻璃酸钠注射的方法。通过将玻璃酸钠注入膝关节间隙，增加间隙内的液体量，保护骨面、减少活动中的骨面摩擦。同时，医生还对膝关节局部的痛点进行了阻滞治疗，以减少水肿和炎症。此外，还可以辅以非甾体抗炎药、膏药外用以及冲击波理疗等综合治疗措施。在联合治疗下，患者1周后出院，腰腿痛得到了明显的缓解。即使是阴雨天，王大爷也能正常生活。当然，对于可能加重"老寒腰""老寒腿"症状的寒冷天气，我们同样需要高度重视。患者应注重腰部及各关节的保暖工作。

二 "五十肩"挥挥手

对于女性来说，五十是一道坎。53岁的张阿姨，近两个月来一直饱受右肩膀疼痛的困扰。起初，肩部只是一阵一阵地隐隐作痛，后来疼痛逐渐加重，尤其在夜晚更为严重，常常将张阿姨疼醒。白天虽然疼痛稍有缓解，但她已无法从事家务劳动，即便是简单的梳头发、解内衣、洗脸等常规动作都干不了，肩膀疼得不敢抬起来。

根据张阿姨的描述，结合她的年龄和长期从事家务劳动的情况，医生初步考虑张阿姨可能患有肩周炎。进一步查体发现，患者右上肢水平伸展只能达到90°，无法继续上抬，右手无法触及左肩，反向活动时仅能触及腰部水平，且在尝试将右手插入臀部口袋的动作中，肩膀疼痛加重。同时，患者肩关节周围多处触压时疼痛明显。综合张阿姨的症状和查体结果，医生初步判断她患有肩周炎。肩周炎是肩关节周围肌肉、肌腱、滑囊和关节囊等软组织发生的慢性无菌性炎症。这种炎症通常是由长期过度劳动、姿势不良导致的慢性损伤所引起，长时间的炎症会导致关节内外粘连，使肩关节活动受限，如同被冻结一般。肩周炎多好发于50岁左右的女性，因此也被称为"五十肩"。

针对肩周炎的发病机制，我们结合患者的查体结果，对影响肩关节功能活动的肌肉进行了阻滞消炎治疗。首先，患者右手无法触及左肩，考虑肩胛下肌受累；其次，患者右上肢上举、外展困难，考虑冈上肌、冈下肌受累；最后，患者不能背伸手，考虑肱二头肌受累；同时，患者触压痛明显点位于肱二头肌、冈上肌附着点以及三角肌处。

基于上述查体结果，我们在超声辅助下，为患者在肩胛下肌、冈上肌、冈下肌及肱二头肌肌腱附着点处，注入镇痛药，同时在三角肌触压痛的位置行痛点阻滞治疗。治疗后，张阿姨的上举角度从原先的

90°提高到了120°，右手反摸时从原先仅能触及腰部到可触及内衣扣下缘，右手已能摸到左肩。

患者感到非常不可思议，没有想到效果如此显著。医生解释说，效果快是因为药物里面有局部麻醉药，现在因为疼痛减轻，所以很多功能活动都明显好转，但等局部麻醉药药效消退后，活动功能会因为疼痛而有所受限。不过，药物中还包含了小剂量激素，可以持续发挥消炎作用，疼痛及功能都会逐渐得到改善。医生建议张阿姨1周后可以再次进行阻滞治疗，并根据查体结果对相关肌肉附着点进行阻滞。张阿姨听后连连点头，表示下周一定会再次前来治疗。医生表示激素药效可以持续1周左右，不能天天用药，同时嘱咐张阿姨回家之后要进行"爬墙"锻炼，以减少后期粘连的发生。

三 一招解放"妈妈手"

刘女士最近喜得爱孙，升级成了奶奶，每日累并快乐地忙碌于家务及带娃中。但这两天，她感觉右手腕关节、大拇指关节处红肿、疼痛，一动就疼得厉害。这个地方反反复复疼痛已有 1 年，之前靠休息就能自行缓解，但这次感觉疼痛明显加重了，仔细触摸还能发现一个小包。

刘女士无奈地说："我不干活还好，可家里的事实在忙不过来，现在连洗碗、买菜都疼得受不了，手腕都不敢动了。"刘女士所患的是典型的腱鞘炎，这种疾病好发于长期从事手工劳务的工作人员、经常做琐碎家务的劳动妇女或长时间抱小孩的人群，俗称"妈妈手"。

人的肌腱用于肌肉附着和固定，而腱鞘就像套管一样包裹着肌腱，可以保护和固定肌腱。当不恰当、长期反复活动某处肌腱时，就会引起腱鞘慢性劳损，出现充血、水肿、渗出等无菌性炎症，这时可以触摸到小包块，甚至在活动时出现弹响声。为了缓解症状，我们需要消除腱鞘的炎症。

在精准化医疗时代，超声技术实现了诊疗可视化。我们可以将超声探头置于肿胀的腱鞘上方，清晰地观察到腱鞘周围的积液和水肿状态。在超声的引导下，将抗炎药物精准注射至腱鞘周围，以达到消炎的效果。与早期的"封闭"治疗相比，超声引导下阻滞更加精准且安全，它能在不损伤肌腱的同时，还有可能抽取腱鞘内存在的积液，达到一举两得的效果。

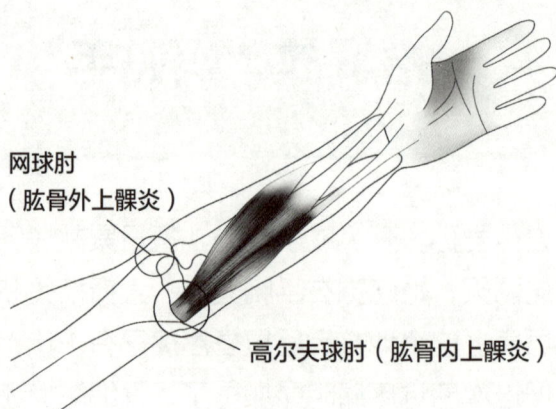

网球肘
（肱骨外上髁炎）

高尔夫球肘（肱骨内上髁炎）

网球肘 / 高尔夫球肘

刘女士在经过两次超声引导下阻滞治疗后，右手大拇指及腕关节的红肿消退、疼痛明显缓解，基本不影响日常活动。当然，在治疗结束后，医生应该告知患者以休息制动为主，注意手指、手腕的正确使用姿势，避免过度用力，同时注意保暖。此外，患者还可以同时口服镇痛药及外用膏药作为辅助治疗手段。

四 "缠腰火丹"，"线"到病除

"缠腰火丹"这一疾病广为人知，尤其多发于老年人。因其多缠绕腰部而发，故得此名，但其实它也可发生于胸部、颜面部及四肢。该病是由水痘 - 带状疱疹病毒引起的皮肤疱疹及神经根炎。

黄女士今年 67 岁，3 个月前因劳累导致右侧前胸乳头上方、腋窝、后背多处出现红色疱疹并伴有疼痛。起初，她尝试使用当地用偏方——黑色膏药外涂，水疱虽迅速消退，但腋窝和乳头上方的疼痛感却愈发强烈，夜间更是如针刺般疼痛难忍，难以入睡。随后，她又尝试了"梅花针"放血治疗，疼痛短暂缓解了 1 天，但很快复发。

黄女士辗转多家医院，尝试了多种镇痛药物联合使用，以及胸背部神经阻滞、射频消融术，持续性疼痛有所缓解，可忍受，但每日仍有 6～8 次暴发痛，夜间常被痛醒，最终黄女士来到我科就诊。

从黄女士出水疱至今已 3 个月，她所患的是"带状疱疹后神经痛"，这是带状疱疹最常见且最易发生的并发症。带状疱疹病毒会侵犯背根神经节，病毒大量持续复制导致神经炎症受损，进而引发神经痛。鉴于患者口服多种镇痛药物及神经阻滞治疗效果不佳，医生决定为她选择脊髓神经电刺激治疗。

带状疱疹病毒会破坏周围神经、背根神经节，而脊髓电刺激疗法是通过刺激脊髓，干扰和抑制被破坏的神经传递疼痛信号，并减少炎症反应。脊髓电刺激疗法是将一根像线一样的电极导丝，植入相应支配疼痛区域的神经节处，电极外接一部小型程控仪，患者可通过程控仪自行调节刺激强度，使电刺激产生的刺麻舒适感覆盖原先的疼痛感。治疗周期通常为持续刺激 7～10 天，之后电极将被全部拔除，皮肤上仅留下针孔大小的口子，无需缝合。

101

　　黄女士在接受电极植入后，通过调整程控仪参数，使电刺激产生的麻刺感覆盖了疼痛感。术后第 3 天，她感到暴发痛的次数明显减少；术后第 7 天，暴发痛完全消失；术后第 9 天，将电刺激关闭了1 天，其疼痛并未出现明显反复；第 10 天拔除电极，患者顺利出院。出院后，患者继续口服镇痛药物并逐渐减量，两个月后患者完全停药并痊愈。

　　临床上，许多老年患者在早期出水疱时因采用偏方而错过了最佳抗病毒治疗期，进而发展为带状疱疹后神经痛；有些患者在疱疹初期接受了正规治疗，但仍可能遗留神经痛。目前，带状疱疹后神经痛的发生机制尚不完全明确，但该病多见于老年患者，且药物治疗效果欠佳。脊髓神经电刺激作为一种微创的物理性治疗方法，虽然费用相对常规治疗较高，但早期治疗可以缩短病程、减少口服药物时间。从整体疾病治愈花费来看，它是一种更具性价比的高效治疗手段，仅凭一"线"就能解决让人痛不欲生的"缠腰火丹"后遗症。

五 骨质疏松得多补钙吗

　　繁忙的疼痛科门诊室迎来了一位郁郁寡欢的 64 岁女性患者。患者神色痛苦，诉说自己全身多处不适，已有大半年时间，起初是四肢疼痛，捏哪里都疼。后来去医院，医生说是缺钙，便开始服用钙片。但效果并不明显，于是每天除了加倍服用钙片，还加服了维生素。现在不仅是四肢，后背也疼得厉害，以前还能干些家务，现在翻身都感到疼痛难忍，患者甚至怀疑自己是否得了绝症。医生说考虑可能为骨质疏松，并向患者解释，原先医生说的"缺钙"是骨量减少，现在可能发展为骨质疏松了。多吃钙片并不意味着身体就能全部吸收利用。

　　人体的骨骼处于一个不断分解旧骨、生成新骨的重建过程中，以保持骨骼的强壮。骨质疏松的发生实际上是一种骨重建失衡的表现。正常的骨骼结构需要成骨细胞、破骨细胞和骨细胞共同维持，钙则是它们的"必需营养素"。破骨细胞负责分解并去除受损的骨骼，即骨吸收过程；而成骨细胞和骨细胞则负责产生新骨头取代旧骨头，即骨形成过程。

　　在成年前，骨形成大于骨吸收，使骨骼逐渐增大；在成年期，两者保持平衡，使骨量得以维持。然而，随着年龄的增长和女性绝经后性激素的下降，成骨细胞和骨细胞凋亡增加，破骨细胞活性增强，导致骨吸收大于骨形成，骨重建失衡，进而引起骨质量受损，最终导致骨质疏松，严重时甚至发生骨折。

　　因此，为了维护骨骼的强壮，我们首先需要保证骨骼获得足量的营养素——"钙"。而维生素 D 可以促进钙的吸收（身体在太阳照射下可以通过皮肤合成维生素 D）。其次，我们应该减少骨吸收、加速骨形成。只有对这些破坏的过程进行有效调控，才能有效缓解骨质疏松症状，而不仅仅是单纯补钙。

减少骨吸收的药物有双膦酸盐（如唑来膦酸、伊班膦酸钠、阿仑膦酸钠）、降钙素、雌激素、选择性雌激素受体调节剂（如雷洛昔芬）；促进骨形成的药有甲状旁腺激素类似物（如特立帕肽）；同时具有两种作用的药物有雷奈酸锶。

为了评估患者的病情程度，我们为患者进行了骨密度检查。结果显示，患者的骨密度值为 −3.1，提示严重骨质疏松。在确定患者血钙正常的情况下，我们对患者进行了唑来膦酸（减少骨吸收）抗骨质疏松治疗，同时口服钙片补钙及骨化三醇促进钙吸收。在后来的连续 3 年内（每年一次），患者定期到我科进行唑来膦酸静脉滴注治疗。经过治疗，患者的骨密度值已提升至 −2.5，同时全身酸痛症状明显缓解。

中国骨质疏松症仍处于高患病率状态，但整体知晓率、诊疗率均很低。大量骨质疏松患者未能得到及时的诊断及治疗。很多患者认为骨质疏松只需要自己在家服用钙片，没有去寻求专业治疗。即使开始治疗，也经常自行停药，并未重视该病可能引起的骨折风险。因此，在补钙的同时促进骨形成、减少骨破坏能使治疗达到事半功倍的效果，同时减少骨质疏松性骨折的发生。所以，骨质疏松患者的治疗并不仅仅是单纯补钙！

六 无痛告别，给生命最后的安详

　　谈及肿瘤，人们往往闻之色变。而肿瘤带来的疼痛，更是让患者在生命的尽头备受煎熬。有一位 21 岁的男性患者，不幸罹患肺癌晚期并伴全身多处转移。尽管经历了手术、放化疗及靶向治疗等多方努力，病情依然无法得到有效控制。目前，已无更佳的肿瘤治疗方案可供选择。患者现以腰背部疼痛为主，推测可能是脊柱多发转移所引起的胀痛。患者长期口服镇痛药，但即便是大剂量强阿片类药物（如吗啡类）也无法有效控制疼痛。患者每日持续性疼痛，只能偶尔小憩，身体极度虚弱，只能卧床。然而，长时间的卧床又加剧了后背部的疼痛，使患者饱受身心的双重折磨。

　　为了给予患者生命最后的安慰，我们建议患者接受鞘内药物输注系统植入术。鞘内镇痛是一种将吗啡等药物直接注入蛛网膜下腔（鞘内）的治疗方法，这样可以使药物直接作用于中枢神经系统，从而达到用药剂量小、镇痛效果强及全身副作用小的目的。

　　手术过程中，我们将一根细导管通过腰部脊柱植入鞘内，并通过皮下隧道将导管置于患者前腹部，以确保患者卧床时导管不会受压。随后，我们连接了一个可以插针的小输液港（约硬币大小），通过港体连接外部自控镇痛泵。这样，患者就可以通过镇痛泵自行按需控制疼痛，当感到疼痛时，自行按泵即可迅速镇痛。

　　患者在接受鞘内镇痛治疗后表示，当天晚上是他近几个月以来睡得最安稳、时间最长的一觉，一整晚腰背部疼痛基本没有影响他的睡眠。在其生命的最后一个月内，患者持续使用鞘内镇痛治疗，疼痛得到了有效控制。一个月后，患者因肿瘤消耗而离世。患者父母在其儿子生命的最后阶段表示深感欣慰，因为在治疗期间，儿子经历了无数身体及心理上的痛苦，而能够在生命最后阶段安详地躺在床上与他们聊天，已经是一种奢侈。

鞘内镇痛的治疗过程并不复杂，但对于这类特殊的患者来说，它不仅仅是一种治疗手段，更体现了对患者生命尊严的最后尊重。

第七讲

辟谣：
击碎慢性疼痛的虚假传言

颈肩腰背痛，是因为"欠练"吗

一

不少颈肩腰背痛的患者，在看完病准备离开时，总会依依不舍地扭头问："医生，我回家该怎么锻炼呢？"很多人一旦身体出现疼痛，就习惯性地认为是缺乏锻炼所致。很多时候，疼痛的出现并非因为缺乏锻炼，更不能以带病坚持锻炼的方式应对。"带病坚持"听上去令人感动，但遗憾的是，在颈肩腰背痛问题上，带病坚持锻炼不仅无益，反而可能加重病情。

老百姓常说"养病"，却很少听说"练病"。回家后练习几套动作就能把病痛"练"走吗？其实，不管身体哪个部分出了问题，充分休息才是恢复健康的正道。如果反其道行之，比如从不跑步，现在却忍痛去跑；从不打球，现在却咬牙开始运动，无疑会加重身体损伤。

就像手机快没电时，我们应该赶紧充电，而不是打开手电筒等耗电功能，否则电量很快就会耗尽。同样地，有些老年人在活动后突然出现后背疼痛，误以为是筋骨没活动开导致的，于是不断增加运动量；结果症状加重，到医院一查，原来是骨质疏松引起的脊柱骨折。

没有哪种疾病是需要在疼痛时通过加大锻炼强度来治疗的。尤其在疾病早期，疼痛还不算严重时，及时充分地休息，大多数情况下都能缓解症状。千万不要自以为是地盲目锻炼。有些人误认为，不干重活就是充分休息。对于脊柱已经出现问题的人而言，像开车、坐地铁、骑车、换桶装水、上下楼、超市买菜、做饭、洗碗、刷锅、扫地、拖地等再普通不过的日常活动，都会使脊柱处于工作状态，得不到充分的休息。要想症状尽快好转，上班的人应该请假在家充分休养，退休的老人则应该多卧床休息，这才是最佳选择。

总之，疼痛代表着损伤，充分休息才能有效缓解。

二 "一贴见笑"的灵丹妙药是否存在

不少人去医院看病，是抱着许愿的心情去的，认为医生能开个灵丹妙药，贴上以后就能立即见效，自己可以照常生活，不受任何影响。然而，现实生活中并没有这样的好事，医疗并非变魔术。虽然"一贴见笑"的灵丹妙药并不存在，但临床上，当身体出现疼痛不适时，贴膏药确实是我们常用的治疗方法之一。膏药在我国已有几千年的历史，从腹胀腹泻、宫寒带下到疮毒肿痛、跌打损伤，应用范围广泛。很多老百姓生病不愿吃药打针，更容易接受贴膏药的治疗方式。因为治疗效果显著，近年来，在国外也经常能看到膏药的使用。

去医院看病时，面对种类繁多的膏药，患者该如何选择？它们之间又有哪些不同？目前市面上常见的膏药剂型有黑膏药、橡皮膏和巴布膏剂。

黑膏药中央有一片黑乎乎的药布，外观辨识度很高。黑膏药用起来略复杂，要先进行加热，可以在蜡烛或者酒精灯等微火上烤化，冬天也可以在暖气上烘烤，待药体软化后再贴于患处，抚平按实即可。黑膏药的缺点是黑色药膏容易蹭到身上难以清洗，因此穿浅色衣服时要谨慎。黑膏药对痛风、跌打损伤、关节炎、肩周炎、颈椎病、腱鞘炎、腰腿痛等都有一定的治疗效果。

橡皮膏是平时最常用的膏药，它采用现代工艺制成，黏合力强。因此，生活中常将令人厌烦、难以摆脱的人或事形容为"狗皮膏药"。橡皮膏不用预热即可直接使用，不会污染皮肤和衣服，携带使用方便。和黑膏药相比，其载药量较小，且无法重复使用。橡皮膏一般味道比较浓郁，离得老远就能闻到它的味道，因此准备参加社交活动或者出席正式场合时要谨慎。橡皮膏的最大缺点是容易引起皮肤过敏，如皮肤瘙痒、丘疹、水疱等。如果出现过敏，要及时更换其他膏药或改变治疗方法。伤湿止痛膏是常用的橡皮膏类膏药。

在门诊中，巴布膏是患者使用后复诊时常要求开具的膏药之一。巴布膏属于透皮吸收剂，通过皮肤贴敷发挥全身或局部治疗作用。与传统贴剂相比，巴布膏具有药量准确、载药量大、血药浓度稳定、皮肤亲和性好、使用安全方便、刺激性小等诸多优点。

膏药种类和品牌繁多。就诊时，医生会根据自己的经验推荐不同类型的膏药，而患者也需要根据自己使用后的效果来选择最适合自己的膏药。要想用好膏药，需要把握四个要素：选药对症、方法正确、部位准确、兼顾禁忌。注意到这四点，患者就能找到适合自己的好膏药。

三 "睡硬板床"治腰痛到底对不对

　　一提起治疗腰痛，很多人第一反应就是睡硬板床。不少医生在接诊腰痛患者时，也常会建议："回去睡硬板床！"然而，患者出了诊室后往往一头雾水：到底什么才是医生说的硬板床？于是，有人回家就直接掀掉床垫，躺在木板上；还有人为了方便，在地上铺个被子就睡，结果地面又凉又潮，一觉醒来腰痛反而更厉害了。实际上，医生所说的硬板床，是相对于早些年很流行的席梦思软床垫而言的。席梦思床垫非常柔软，躺久了容易导致腰痛。几十年过去了，现在无论是酒店还是普通家庭，席梦思床垫已经不再是主流。只要家里有硬一点的床垫，就能起到类似硬板床的效果。

　　那么，硬板床是不是越硬越好呢？当然不是。过硬的床板与脊柱的四个生理弧度无法贴合，会导致全身肌肉长时间紧绷无法放松。此外，硬邦邦的床板还会持续压迫身体上一些缺乏皮下脂肪保护、显得"皮包骨"的位置（如骨性突起：髂嵴、鹰嘴、外踝、骶骨等），从而造成疼痛。这样的硬板子更适合练功，而不适合睡觉。

　　天然棕榈床垫是个好选择。棕榈床垫有软硬之分，在选购时，最好亲自躺上去试一试，感受一下床垫的硬度和舒适度。把握两个原则：一是床垫躺上去后没有明显变形；二是身体躺平后，将两手插进腰间，检查腰部与床垫之间是否有空隙。如果空隙很大，说明床垫偏硬。理想的床垫应该能够在身体躺平时，使腰部完全放松并与床垫贴合。如果家里的床垫太硬，可以在上面铺一层两指厚的褥子，以达到更好的效果。

　　现在大家应该明白了吧，当医生再建议回家睡硬板床时，千万别直接睡在地上。他只是建议你选择一张硬度适合的床，并且在治疗期间要多躺躺，充分休息。

四 "小燕飞"，想说爱你不容易

很多医生会对腰痛患者说："回家好好锻炼腰背肌！"当询问如何锻炼时，他们十有八九会推荐"小燕飞"。腰痛就练小燕飞，这似乎已成了一种常规建议。小燕飞真有如此神奇吗？它对锻炼腰背肌到底有多大作用呢？一般认为小燕飞是人们模拟燕子飞行的姿势进行肢体运动，以达到锻炼腰背肌、缓解腰部及颈肩部劳损和保健的目的。小燕飞适用于腰肌劳损、腰肌筋膜炎、腰椎间盘突出症、腰椎峡部裂、轻度腰椎滑脱、腰椎术后康复等。

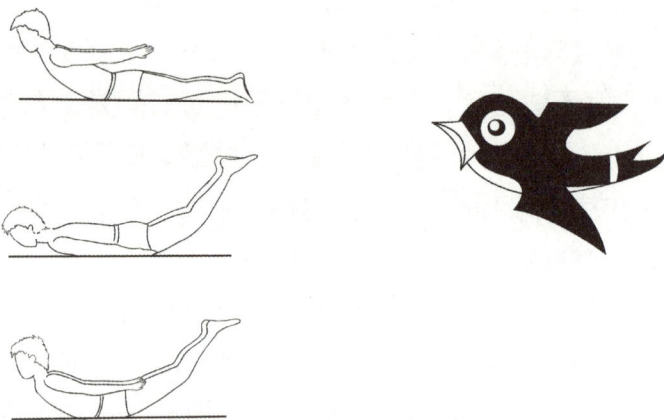

神奇的小燕飞

小燕飞动作看似简单，实则对技巧要求较高，做好并不容易。十个健康青年人中可能只有三个能标准地完成小燕飞动作。即便是身体素质相当好的年轻人，想要轻松完成这个动作也比较困难，更别提让患者回家自己练了。绝大多数慢性腰腿痛的患者，年轻的五十岁左右，年长的七八十岁，走路都走不快，让他们练习小燕飞显然不现实。

不仅如此，笔者也从未见过哪个患者因为练习了小燕飞而腰痛腿酸得到明显缓解。世上哪有这样的"万金油"动作，练练就能解决所有问题呢？

锻炼腰背肌的前提是脊柱稳定性欠佳，此时可以通过锻炼来加强肌肉力量，稳定脊柱，从而缓解症状。但如果疼痛恰恰是由肌肉、筋膜或韧带损伤导致的，此时锻炼腰背肌只会雪上加霜，让疼痛加剧！这就像手指头被刀割伤后，不但不休息，还每天用手揉搓伤口，疼痛只会更加剧烈，伤口也难以愈合。因此，在没有明确腰痛原因的情况下盲目练习小燕飞，不仅无效，还可能有害。

如果平时想要锻炼肌肉，建议也要采用一些舒缓的方法，如平板支撑、卷腹、深蹲等，这些动作不仅更容易完成，而且效果也不错。

五 要想颈椎好，习惯纠正要趁早

不少朋友因颈肩痛就医，经 X 射线机拍颈椎片后，发现颈椎曲度发生了改变，原本应该呈生理性弯曲的脊柱变得僵直。这看似不起眼的脊柱生理曲度改变，实则是颈肩腰背痛的潜在诱因。它提示我们脊柱已出现问题，要及时纠正错误的姿势和不良习惯，以防脊柱进一步受损。

当脊柱正常曲度消失后，组成脊柱的关节、韧带、肌肉和椎间盘将在高张力状态下超负荷运行，进而导致颈肩疼痛、酸胀不适、腰腿痛或麻木，甚至有人会出现头晕恶心、视物不清、心前区疼痛等非典型症状。

面对这些问题，有人提出了多躺躺、使劲儿往后仰头、放风筝等做法，想通过外力把颈椎"扳"回到正常的位置。但治疗的关键是祛除病因，而非依靠外力改变生理性弯曲。就像考试没考好，想提高成绩不能靠涂改分数，努力学习才是正道。

脊柱曲度的改变并非一朝一夕形成，而是长期低头等不良习惯导致的结果，如长时间看手机、伏案工作等。因此，恢复颈椎曲度也是一个漫长的过程，没有捷径可走。只有时刻注意改变不良习惯，比如长期伏案工作、久坐、低头看手机、搬抬重物、枕头过高、睡姿不良、过度锻炼、吸烟酗酒等，才是根本之道。

六 医生开的镇痛药会上瘾吗

因疼痛就医时，医生常会开具一些"镇痛药"，并嘱咐患者按时服用。然而，很多患者一听到是镇痛药，就认为它们不是好东西，能不吃就尽量不吃。大家对镇痛类药物存在的顾虑包括：第一，服药后可能掩盖症状，导致病情加重而不自知；第二，服药只是治标，无法根治病因；第三，长期服药容易上瘾，停药后疼痛可能加重。

事实真是如此吗？

实际上，医生开具的并非传统意义上的"镇痛药"，而是非甾体抗炎药，这也是一类最容易被误解的药物。这类药物的主要功能是消炎，通过消除炎症来达到镇痛效果。因此，它们并非传统意义上的镇痛药，而是现代医学中非常有效的治疗手段之一。

关于长期吃非甾体抗炎药会上瘾的担忧，其实是多余的。这类药物和大家所熟知的容易上瘾的药物（如哌替啶、吗啡、盐酸曲马多等）完全是两码事。容易上瘾的药物虽然镇痛效果显著，但会让人产生欣快感，长期服用不可避免会让人产生药物依赖。因此，这些强效药物一般用于术后镇痛或帮助癌症晚期患者提高生活质量。这些药在我国被列为特殊管理的药品（麻醉药品、精神药品、医疗用毒性药品、放射性药品）并进行严格管控。例如，医院价格低廉的吗啡注射液，到了不法分子手里，就能卖大价钱。因此，医院里这些药品都是由专人专柜管理保存，只有一定职称的医师用专用处方才能开药，使用后的安瓿也要清点回收，一般人根本拿不到。而非甾体抗炎药则相对容易获取，在医院或正规网上药店都能买到。

服用非甾体抗炎药也颇有讲究。每种药物的用法和用量都是经过严格的动物实验和临床观察后确定的。不同药物在体内的代谢速度不

115

同，有的代谢快，有的代谢慢，代谢慢的药物一天吃一片就够了，代谢快的药物每隔几小时就得补充一次。一旦药物代谢完就无法继续发挥治疗作用。比如治疗高血压的药，一般每天早上起来吃一粒，才能发挥全天持续稳定降压的功效。如果擅自将服药频率改成隔一天吃一粒，血压控制效果肯定不理想。

药物是保守治疗中的重要环节，与保健品不同，其使用必须在专业医生的指导下进行，以确保疗效和安全性。

79